IMPRESSUM

Autore Dott. Vasconcelos Perez

© Wieslster Witold

wieslster@gmail.com

ISBN-13:
978-1523488735

ISBN-10:
1523488735

Dottor Vasconcelos Perez

DALLO SPIRITUALISMO ALLO SPIRTISMO

Prefazione

I seguenti testi sono stati pubblicati negli anni novanta dello scorso secolo nella rivista *"Vita Nuova"*.

Il dottor Vasconcelos Perez nacque in Portogallo all'inizio del diciottesimo secolo. Studiò medicina e poi andò in Italia dove lavorò per anni in un ospedale a Milano.

Il 13 Settembre 1756, durante un assalto notturno da soldati austrici, fu assassinato assieme ad altri mille soldati spagnoli che accampavano davanti il Castello Sforzesco, a Milano.

Lo spirito del generale spagnolo Augusto, che fu assassinato assieme al dottor Vasconcelos Perez, si svegliò per primo dopo 200 anni e svegliò anche Vasconcelos. Augusto dopo diventò lo spirito guida di Antonio Rosaspina, il fondatore del Centro Spiritico Italiano.

All'inizio degli anni novanta del ventesimo secolo, il dottor Vasconcelos Perez trasmetteva al gruppo "Vita Nuova" in lingua italiana i suoi testi per il bene dell'umanità.

Egli diventò lo spirito guida responsabile del Movimento Spiritico Italiano e il titolo originale della sua opera fu *Dallo Spiritualismo allo Spiritismo*

8

1 DALLO SPIRITUALISMO ALLO SPIRITISMO

GLI SCOPI DELLA FATICA MEDIANICA, VEICOLO DELL'ATTIVITA' SPIRITUALE.

Non vorremmo dare l'impressione, con questo titolo un po' astruso ed enigmatico, di voler esasperare l'antica diatriba fra spiritualisti e spiritisti.

Vorremmo soltanto fornire ai nostri lettori la chiarezza necessaria per poter intraprendere lo studio dello spiritismo con il giusto interesse e con i giusti intendimenti.

Presupposto fondamentale, infatti dell'avvicinarsi al movimento spiritico è la conoscenza della possibilità di instaurare con il mondo spirituale una chiara e fattiva comunicazione.

Possibilità inderogabilmente legata ad alcune precise condizioni, ad alcuni precisi inevitabili ostacoli da conoscere e rimuovere, ad alcune non meno precise azioni che uomini e spiriti devono mettere in atto su se stessi e verso altri, affinché questa ipotesi, che ha affascinato migliaia di uomini nel corso dei secoli, si traduca in un dato di fatto certo e non episodico.

La realtà di un mondo dove lo spirito continua a vivere, a conoscere, ad evolvere è, per la maggior parte degli uomini, una speranza, una speranza più o meno forte e radicata secondo le capacità logico-razionali di ogni individuo e che può in molti casi sembrare certezza, se la mente riesce a far' tacere le perplessità che la normale ragione può suscitare. E anche in questo caso, ribadisco, "sembra" certezza.

Forse a questo punto vi chiederete per quali recondite ragioni passiamo improvvisamente a un argomento così "presuntuoso" dato che, finora, abbiamo sempre e soltanto parlato di ipotesi, connesse allo studio dell'uomo, che noi cerchiamo di portare avanti. Il motivo è che vogliamo condurre il lettore che ci ha seguito fin qui a collegare certe ipotesi per

11

ora considerate soltanto come tali e a trasformarle in oggetto di più approfondita ricerca.

Le basi storiche dello spiritualismo poggiano i loro cardini sui valori morali, religiosi, politici e sociali della tradizione e lo mantengono nei limiti dell'indirizzo filosofico.

Fin dai tempi più antichi la mente dell'uomo ha elaborato, ispirandosi a fatti rapportati alle esperienze della vita quotidiana, simbolismi, idoli, dei che rassicurassero o convincessero dell'esistenza di un'interiorità propria e di altrui al di sopra degli eventi e al di là della morte.

Gli uomini primitivi adoravano e confidavano in un animale o in un totem, un simbolo che li poteva aiutare a far fronte alle loro paure nei confronti degli elementi scatenati e distruttivi della natura padrona.

L'evoluzione dell'uomo e la maturazione della sua mente, legate agli eventi che via via l'uomo stesso si rendeva conto di poter dominare, portarono all'elaborazione di correnti di pensiero sempre più orientate all'idea di una potenza superiore, più o meno buona, più o meno indulgente o compiacente, ma pur sempre irraggiungibile, astratta, sconosciuta ai più.

L'uomo era parte integrante della natura, spesso parte debole e succuba, mai, se non intuitivamente, artefice.

L'opposizione al materialismo e quindi il considerare la possibilità che l'uomo abbia in sé un "quid" non materiale, l'affermare che in ogni uomo vive uno spirito, venne molto più tardi, ma restò e resta tuttora un'affermazione dovuta a credenza pura e semplice.

Le possibilità immense, seppur ipotetiche, che questo spirito racchiude possono, se manifestate o aiutate a manifestarsi, fornire la chiave, finora ricercata ma soltanto sporadicamente trovata, per aprire la porta della vera conoscenza.

Finché convinzioni personali o settarie, credenze, ipotesi affascinanti restano tali, l'esistenza e le capacità dello spirito non costituiranno per l'umanità che utopiche speranze.

La conoscenza e l'interesse per la dottrina spiritica sono nati in alcune persone da questi presupposti, ragionati e dibattuti a volte sotto la spinta interna, e quindi intuitiva, di partire da quanto dell'uomo è già conosciuto per scoprire ciò che ancora è sconosciuto.

Questi sono gli intendimenti del vero spiritismo: una volta chiariti gli scopi dell'indagine e valutati i programmi per" raggiungerli il vero spiritista non può che considerare la strada della ricerca per giungere alla constatazione del suo oggetto di studio.

L'oggetto di studio dello spiritismo è l'uomo nella sua interezza, l'uomo come entità fisica, materiale, interagente con un'entità non fisica, ma neppure immateriale, veicolo di un'attività spirituale attribuibile, come ipotesi, ad un connaturato agente spirituale.

È questo ipotetico agente spirituale, questa sconosciuta personalità le cui azioni producono constatabili ed innegabili effetti, oggetto di studio di vecchie e nuove scienze, lo sconosciuto obiettivo dell'indagine spiritica.

Una ricerca, quindi, paziente, costante, obiettiva, senza facili entusiasmi, avvalorata dal fatto che ogni giorno il microcosmo uomo riserva agli scienziati scoperte e collegamenti impensabili e sorprendenti.

La ricerca psichica ha innegabilmente individuato gli effetti dell'attività più o meno operativa di questo agente e anche, al limite, gli effetti della sua totale o sporadica inattività, ma tali effetti troppo spesso non costituiscono la spinta a risalire a una causa prima semplice e ripetibile; all'osservatore attento non può sfuggire la ripetibilità degli atteggiamenti umani in rapporto a impulsi catalogati come mentali.

La mente fa giungere al suo strumento, il cervello, suggerimenti da trasformare in ordini. Meccanismi cerebrali e procedimenti mentali fanno parte di una macchina sofisticata e perfetta il cui funzionamento spesso è sottratto all'azione della sua guida naturale.

L'artefice primario di tale funzionamento è spesso costretto a un letargo forzato anziché lasciato libero di manifestare la potenzialità di attributi per lui studiati, calibrati, ma sottoposti alla logica necessità di essere stimolati e sviluppati.

L'idea di potere e dovere sviluppare le potenzialità della personalità spirituale è, per non conoscenza, già causa di un blocco a livello psicologico, e lo studio di certi meccanismi fisici, o meglio energetici, è l'unica strada per poter approfondire e verificare ciò che resta per ora pura teoria.

La base, per creare un contatto con un ipotetico mondo spirituale, non può che essere questa: studiare, ricercare, constatare le manifestazioni degli spiriti incarnati verificandone e ampliandone i rapporti, vivendo meglio, con equilibrio la comunicazione naturale.

Lo sforzo di creare con i propri simili un dialogo continuo e fattivo è il primo gradino di una scala che può portare molto in alto ed è tassativamente necessario.

Chi desiderasse avvicinare e conoscere il mondo spirituale tralasciando tale fondamentale presupposto potrebbe andare incontro a grosse delusioni o, ipotesi ancora peggiore, a pericolose illusioni e false certezze.

Lo spiritismo tiene principalmente conto di questo presupposto di base.

La dottrina spiritica, suggerisce l'osservazione, lo studio, l'approfondimento di fatti che, per gradi e a vari livelli, possono portare a conoscere e verificare meccanismi e leggi naturali.

Ipotetiche teorie, proposte a chiunque sia interessato a conoscerle, non divengono in alcun caso imposizione dottrinaria, ma eventuale oggetto di osservazione, verifica e quindi conoscenza.

Questa consapevolezza deve essere ben radicata in chi vuole avvicinarsi allo spiritismo, perché non creda di trovare una filosofia confacente alle sue aspettative, ma una scuola di vita basata sull'osservazione dei fatti dalla quale e, tassativamente, soltanto dalla quale scaturiranno quelle deduzioni filosofiche e quelle indicazioni di etica comportamentale consone alla dignità e libertà di vita di ogni individuo.

Lo studio dell'attività dello spirito incarnato non può che portare a percorrere la strada che lo renderà libero, libero da condizionamenti educativi e schemi di comportamento che ne soffocano la personalità.

Questo non può e non deve escludere la possibilità di conoscere l'attività di personalità spirituali libere dalla materia e i vari livelli nei quali questa riacquistata libertà di azione viene esplicata.

I significati e gli scopi di questa successiva fase di indagine, che deve necessariamente scaturire dalla prima, non possono che emergere dal conseguente ampliamento di visuale, dall'apertura e disponibilità dello spirito incarnato "educato" a voler creare le condizioni necessarie per giungere a fasi conoscitive alla portata dell'uomo.

Eccoci giunti alla fatica medianica, al suo essere veicolo di un possibile scambio, di una trasmissione di pensiero costruttivo, verificabile, dinamico.

Perché fatica? Perché la medianità, la possibilità e capacità che l'uomo ha in sé e nel contempo offre al mondo spirituale per manifestarsi, sono il risultato di un paziente, lungo, faticoso lavoro di adattamento del fisico, delle energie e dello spirito costretto nella materia di uno o più individui, per poter creare volontariamente le condizioni necessarie per tale manifestazione.

Stabilito questo sta all'uomo, alla sua libera scelta, dichiarare la propria disponibilità ad educarsi per affrontare tale fatica e chiarirsi passo per passo le azioni e gli atteggiamenti atti a favorire e portare avanti tale tipo di lavoro.

Lavoro lungo e faticoso, ripeto, spesso soggetto a scoraggiamenti e ripensamenti se non è sostenuto dalla ferma volontà di modificare se stessi, di collaborare fattivamente con chi percorre con le stesse intenzioni il medesimo cammino, di non ritenere di essere giunti a punti d'arrivo basati su supposizioni o credenze.

Lo spiritismo offre le indicazioni di base per affrontare tale fatica partendo dalla preparazione psico-fisica delle persone disponibili a fornire a un ipotetico mondo spirituale la possibilità di farsi conoscere.

Il primo lavoro di preparazione per sviluppare e potenziare la medianità ha lo scopo primario di portare il fisico e, più specificatamente, il sistema nervoso dei soggetti a un buon equilibrio, il più stabile possibile.

La natura, salvo eccezioni le cui cause sono tutte da vedere, fornisce ogni individuo di un corredo psicofisico perfetto.

Se altre ragioni logiche e prevedibili non impedissero tale precoce imposizione o assurda forzatura, i bambini sarebbero elementi medianici naturalmente perfetti. Se l'amore, gli orientamenti, l'educazione della famiglia fossero tali da mantenere tale naturale perfezione fino all'età adulta (l'età delle scelte) e l'adulto avesse la capacità di continuare a gestirsi in tal senso, la medianità sarebbe un aspetto naturale della personalità umana.

Questo non accade, mai.

Ecco allora la necessità di tornare volutamente e consapevolmente il più possibile alle origini, di riprendere con pazienza i fili interrotto, di rimettere in sesto un perno che si è squilibrato e tende a squilibrare tutto il resto.

Il lavoro di riconquista del perfetto equilibrio può ricostituire quell'elemento naturale che è venuto a mancare, ricostruire le condizioni naturali che, unitamente alle condizioni ambientali costituite dall'unione armonica del gruppo medianico, permettono che l'interscambio " piano spirituale-piano umano" venga ad attuarsi come la natura aveva predisposto.

Le difficoltà, oltre alla fatica e all'impegno che tale obiettivo comporta, sono sempre di natura umana: la formazione di un gruppo unito negli intendimenti e nella volontà di, modificarsi conquistando l'equilibrio e la calma mentale è il risultato di una dura lotta del singole del gruppo nel suo insieme, perché le forze necessarie siano sintonizzate e stabili.

La valutazione se impegnare la propria volontà e le proprie forze per ristabilire, conoscere, potenziare l'attività spirituale nell'uomo allo scopo di conoscere poi l'attività di agenti spirituali fuori dall'uomo, è affidata a libero arbitrio dell'uomo stesso, al desiderio del suo cuore, alla decisione del suo agire consapevolmente, con l'umiltà necessaria, per ampliare le proprie conoscenze.

Ho voluto con questo mio lavoro fornire al lettore del gruppo una panoramica delle complesse problematiche che l'indagine spiritica può presentare.

Vorrei in una prossima occasione ampliare gli argomenti ai quali ho accennato, avvalendomi anche, se possibile, dei dubbi e delle perplessità che qualche lettore vorrà espormi: potrebbe essere, questa, l'occasione per avviare con chi lo desidera un colloquio che mi auguro aperto costruttivo.

2 INTERSCAMBIO PIANO
SPIRITUALE - PIANO UMANO:

È ANCORA POSSIBILE ATTUARE CIO' CHE LA NATURA AVEVA
PREDISPOSTO? DALLA FATTIVA COLLABORAZIONE
ALL'UNIONE DI FORZE UMANE E SPIRITUALI.

Abbiamo accennato precedentemente alle possibilità immense che lo
spirito, anche incarnato racchiude in sé.

Tali possibilità, in gran parte ancora sconosciute, possono, una volta
libere di emergere, lo fornire la chiave per aprire la porta di una più
ampia e vera conoscenza.

La dottrina spiritica invita all'osservazione e allo studio di fatti che
porteranno dapprima a intuire, poi a verificare e conoscere meccanismi e
leggi che sono propri della natura e che ancora non sono conosciuti.

L'universo si basa su delicati equilibri di forze che sono state scoperte,
valutate, verificate soltanto in parte.

L'uomo fa parte di questo equilibrio costituendo, nel suo complesso
insieme psicosomatico, una insostituibile parte le cui funzioni precise
sono ancora oggetto di varie e spesso sterili interpretazioni o ipotesi.
L'Insieme uomo, ad esempio, è un sofisticato e complesso catalizzatore
e nel contempo accumulatore di forze o energie benefiche per se stesso
e per i suoi simili.

Questa realtà, che tra gli spiritisti del mondo spirituale è oggetto di
continue ricerche e tentativi di utilizzazione a scopi umanitari, viene
snaturata o annullata dalla mancanza di disponibilità e capacità
dell'uomo stesso di aprire la mente e andare oltre superando schemi
precostituitisi in tempi spesso remoti.

All'inizio dei secoli non era così: ancora non si sono perdute le tracce di
tempi nei quali lo spirito prevaleva nell'insieme uomo mettendo in atto
potenzialità e possibilità considerate naturali.

Le religioni, con le loro imposizioni unite e causate dalla sete di potere di

17

pochi, accresciuta dalla innata tendenza a subire di molti, hanno provocato e favorito la dispersione anziché l'accumulo di forze portanti, atte a mantenere l'equilibrio naturale.

Nei tempi attuali delle tecnologie più avanzate, la semplicità di forze equilibratrici al di fuori dei complessi schemi moderni, appare come un'inutile utopica favola e ritarda ancora una volta la conoscenza rendendo l'uomo tecnicamente progredito, ma inconsapevole della sua forza immanente, succube e schiavo dei limiti fantascientifici che si è creato con le stesse mani.

Non intendiamo dire con questo che il progresso scientifico, tecnologico e anche filosofico dell'umanità sia un fattore negativo. Assolutamente no, anzi: e chiaro sinonimo e indice di un ottimo uso delle prerogative dell'intelligenza e della volontà costruttiva dell'essere umano ed è un processo in continua ascesa ed espansione.

Le nostre puntualizzazioni vogliono soltanto orientare nella ricerca di come vivere ed affrontare le esperienze e, le difficoltà e i problemi della vita in modo più autonomo e naturale pur avvalendosi di tutto ciò che ogni conquista della mente umana può offrire. In più vogliamo orientare nella ricerca di conoscenze attraverso le quali gli immancabili ostacoli e limiti di certe scienze possono essere superati.

Vi chiederete a questo punto, anche se chi ci segue da tempo sa in teoria e a grandi linee che cosa intendiamo per forze o energie equilibratrici, se non sarebbe meglio fossimo più chiari.

Cercheremo di farlo partendo dal discorso iniziale della fatica medianica mirata ad instaurare una fattiva comunicazione e, in seguito, una costruttiva collaborazione fra i due mondi.

Nel mondo spirituale il cammino verso la conoscenza offre più possibilità di essere percorso, ma certamente non rappresenta un dato di fatto acquisito e non è patrimonio di tutti coloro che popolano un mondo che sotto molti aspetti, ricalca quello umano e ne è parallelo ampiamente.

Il cammino verso la conoscenza per coloro che hanno lasciato il mondo terreno, spesso credendo di giungere a un traguardo, è costituito da un percorso sempre in salita la cui prerogativa primaria e positiva è, a differenza di quanto accade nel mondo degli incarnati, una più ampia visione della realtà e la possibilità di affrancarsi dagli affanni che i vincoli spazio-temporali infliggono all'uomo. Sempre se lo spirito, ormai disincarnato, volontariamente sceglie tale condizione di lavoro.

Sappiamo che questa affermazione lascia perplessi e forse delusi tutti coloro che immaginano e si aspettano una vita, dopo la morte fisica, portatrice soltanto di pace e serenità. Può anche essere cosi, se questa pace e serenità sono conquistate nella gioia di essere aperti ad imparare, attivi, utili a se stessi e ad altri.

E' senz'altro cosi se lo spirito, libero dai condizionamenti della materia, non ritiene di aver raggiunto un punto d'arrivo ma si avvede che l'esperienza terrena è stata la preparazione o il tirocinio che la sua condizione esigeva e ne fa tesoro. E' senz' altro cosi se, contemporaneamente a questa presa di coscienza, desidera, chiede, accetta di proseguire il cammino approfondendo o apprendendo a mano a mano più completamente "le cose del cielo e della terra" ampliandone sempre più la visuale.

A questo punto, quando è chiaramente consapevole della sua condizione e del contesto nel quale può esplicare volontariamente le sue azioni, può con l'aiuto delle sue guide spirituali decidere un programma o inserirsi nel programma di un gruppo di spiriti con i quali si sente in affinità.

L'inizio dell'apprendimento è più o meno faticoso e dipende da molti fattori, ma soprattutto dal tipo di esperienze che lo spirito disincarnato ha compiuto in precedenza sia sulla terra sia nel mondo spirituale.

Sempre e comunque impara a considerare e conoscere forze e possibilità insite nell'universo che nemmeno immaginava esistessero. Spesso si domanda e domanda se e come sia possibile rendere partecipi coloro che ancora non sanno, delle possibilità che la natura offre.

Possibilità di utilizzazione di energie che potrebbero ripristinare equilibrio ormai compromessi, evitare squilibri prevedibili.

Situazioni di disequilibrio si verificano in tutto l'universo, nei piani degli incarnati e nei piani spirituali e i movimenti di spiriti di aiuto o di missione sono numerosi; purtroppo però l'interscambio fra i piani è difficoltoso e spesso ne vengono sottovalutate l'importanza e l'utilità.

Forze sconosciute, campi magnetici annullati, neutralizzati e mal usati costituiscono un patrimonio energetico che le scie di luce e d'amore dei piani spirituali continuano a proporre all'uomo e l'uomo immancabilmente a respingere per vari, ma precisi e ripetibili motivi.

Eccoci tornati alle motivazioni di giungere a una fattiva comunicazione il cui scopo primario sarà la possibilità per l'uomo di avere indicazioni precise e non inquinate dal suo pensiero: per meglio conoscere se stesso, per meglio rendere libero di manifestarsi lo spirito ben racchiuso in un involucro materiale, pesante e per di più spesso in disequilibrio. Il raggiungimento di tale scopo primario permetterà all'uomo di estrinsecare forze latenti che, sommate alle energie emanate dagli spiriti liberi dalla materia, costituiranno un 'unica forza potenziata e quantificabile.

Le malattie fisiche e spirituali di un'umanità sofferente e spesso smarrita, il desiderio e la ricerca di pace che in ogni parte del globo terrestre è un lumicino spesso non alimentato nello stesso modo e che si accende e si spegne in un' alternativa logorante, l'immane squilibrio tra i popoli nella distribuzione del benessere materiale e morale cui ogni uomo ha diritto potrebbero giovarsi del sostegno e del soccorso di un insieme di energie o forze vitali per una conquista sempre più certa, sicura e consapevole dell' essenza della vita e del miglioramento di una società che ne organizzi lo svolgimento nel vero significato del termine.

Molti spiriti disincarnati sono pronti a portare avanti la parte che loro compete in questo tipo di lavoro. Le motivazioni e gli scopi della fattiva comunicazione valgono anche nel mondo dello spirito e sono oggetto di studi e valutazioni sempre in movimento e sempre proiettati nella ricerca della strada migliore.

Malgrado questo, e pur verificandosi nel mondo una concordanza di notizie e avvenimenti tesi ad orientare le ricerche umane in tal senso, gli uomini, ma anche molti fra gli spiriti, tendono a ricercare il fenomeno fine a se stesso, a valutare la comunicazione e l'interscambio al fine del messaggio filosofico o informativo, tralasciando di valorizzare e potenziare l'interscambio di forze.

Le forze insite nella materia più pesante a sostegno delle energie più sottili e vibranti emanate dai piani spirituali, costituiscono o dovrebbero costituire la materia prima, l'onda portante di una naturale sincronia.

Il rendere possibile ciò che già la natura aveva predisposto dipende dalla volontà unita di uomini spiriti e può essere semplice se da entrambe le parti si entra nell'ordini di idee di collaborare.

Da entrambe le parti, perché ci sono spiriti disincarnati che mantenendo ancora vivo il proprio io nel tipico egocentrismo umano indirizzano le loro capacità e le loro forze a valorizzare, insieme a spiriti loro affini, idee che poco si discostano da quelle che memorizzazioni terrene singole collettive hanno impresso nel loro animo.

Vi sono spiriti che, malgrado la loro condizione di disincarnati e la conseguente più ampia visuale della realtà cui potrebbero far ricorso, restano ancorati a convinzioni ed idee che il vivere sulla terra ha inculcato loro e non desiderano o addirittura rifiutano l'aiuto che spiriti più evoluti potrebbero loro offrire.

Sono questi spiriti, che avendo ancora dimestichezza e attrazione per il mondo della materia, hanno più facilità ad avvicinare gli spiriti incarnati traendo dalla loro chiamata e dal loro desiderio, o all'opposto dai loro timori, quelle forze materiali che possano favorire ad esempio i fenomeni fisici considerati eclatanti che spesso distolgono dai giusti intendimenti.

E' infatti tipico della natura umana accontentarsi di ciò che soddisfa i sensi materiali e trarre da questo considerazioni che non vanno oltre quanto in questo modo viene percepito.

Considerare, studiare e approfondire le cause di certi effetti è desiderio di pochi e questo a discapito degli scopi che molti disincarnati "spiritisti", legati al movimento spiritico, si prefiggono e cercano di perseguire per dare aiuto all'umanità sofferente, ma anche a una vasta parte di popolazione spirituale non meno sofferente.

Parleremo più a lungo in una prossima occasione della possibilità di quantificare e potenziare l'interscambio di forze.

3 I LIMITI DELLA COSCIENZA:
PUÒ LO SPIRITO INCARNATO OLTREPASSARLI?

La comunicazione è il mezzo attraverso il quale la coscienza si estende da un luogo all'altro; è il principio invisibile, talvolta addirittura inudibile, di connessione che rende la vita possibile.

Dal primo pianto di un neonato alle armonie di una sinfonia si può percepire il suono della coscienza che si estende per connettersi agli altri. Dai messaggi codificati nel DNA delle cellule viventi alla parola scritta o parlata; dagli impulsi nervosi che connettono mente e corpo alle onde radio che connettono continente a continente, la comunicazione è il cuore del coordinamento tra tutte le cose viventi.

All' interno del corpo la comunicazione è fondamentale. Senza comunicazione elettrica fra le onde celebrali e il tessuto muscolare, non ci sarebbe movimento. Senza la comunicazione chimica degli ormoni con il tessuto cellulare non vi sarebbe crescita, niente mutamenti ciclici, niente difese contro le malattie.

Se non fosse per le proprietà comunicative del DNA, sede dell'informazione genetica che presiede all'attività cellulari, la vita non potrebbe continuare.

La civiltà è ugualmente dipendente dalla comunicazione che è il tessuto connettivo tramite il quale l'uomo può sperimentare se stesso come insieme unito, così come le cellule del corpo lavorano insieme per formare un organismo.

La comunicazione è l'arte e il processo di trasmettere e ricevere informazioni attraverso una rappresentazione simbolica di schemi.

La comunicazione rappresenta per l'uomo il primo livello di trascendenza fisica; tramite essa può estendere o addirittura sostituire il corpo trascendendo facilmente le limitazioni di spazio e tempo, utilizzando le scoperte tecnologiche quali il telefono, la radio, il registratore che annullano le distanze e abbreviano i tempi.

Ma la comunicazione, a causa della sua natura simbolica è anche una chiave essenziale per accedere ai piani interiori e utilizzare livelli mentali multidimensionali.

Con i simboli l'uomo ha i mezzi per rappresentare il mondo in una maniera che fornisce infinite capacità di immagazzinare le informazioni nel cervello sotto forma di pensieri. Le informazioni e le idee sono per l'uomo come l'aria che respira, un campo invisibile che lo circonda dal quale prendere ciò di cui ha bisogno.

In questo campo invisibile tutto emana energie e radiazioni, energie e radiazioni che costituiscono onde o forze che, entrando in sintonia, emanano altre forze.

Forze straordinarie si producono ogni giorno sulla terra e fra terra e cielo. Sta all'uomo diventarne emanatore consapevole, superare le porte della coscienza, recuperare il senso della vita e anche di ciò che è considerato mistero, vedere le cose come sono al di là dei limiti della normale conoscenza.

Una legge psicologica di adattamento governa l'evoluzione delle nuove idee, per cui ciò che in un tempo appare illusione o utopia diviene a suo tempo una verità riconosciuta.

La comunicazione nasconde potenzialità che l'uomo ha sempre timidamente immaginato, raramente realizzato.

Si ipotizza e si discute di forza del pensiero, ma non si dà credito al pensiero che oltrepassa i limiti della coscienza.

E' questo il pensiero che può essere considerato e misurato come una forza, il pensiero-azione che le molteplici informazioni percepite dal cervello aiutano a costruire.

L'agente che, libero di manifestarsi, può emanare questa forza, può utilizzare appieno queste informazioni se gliene viene fornita la possibilità, è quello spirito compresso soffocato di cui spesso parliamo: lo spirito incarnato, racchiuso in un involucro materiale pesante e spesso, purtroppo, in totale disequilibrio.

Ad esso, alla sua capacità naturale di emanare energie, l'uomo dovrebbe far capo, rendendo la mente più duttile, il cuore più aperto, la conoscenza di se stesso più ampia e profonda, la valutazione delle proprie forze più esatta e il loro uso più completo.

La conquista di tutto questo può avvalersi del notevole aiuto delle tecniche di rilassamento e riequilibrio psicofisico (o meditazione) che, se messe in atto con serietà e costanza, favoriscono l'instaurarsi di un ulteriore tipo di comunicazione, di un più ravvicinato e profondo contatto fra psiche e spirito.

Gli attributi dello spirito incarnato nell'uomo, spesso, molto spesso, non sono in grado di esplicare per intero le proprie potenzialità.

La mente, strumento e attributo del cervello, non desiste mai dalla sua frenetica attività, non lascia spazio all'attività di una psiche unitaria, matrice di dinamismi variabili, in grado di raggiungere diversi livelli di consapevolezza e di coscienza.

Un metodico rilassamento del corpo e una conseguente capacità di riequilibrio psico-fisico favoriscono l'attività di attributi quali la volontà, la memoria, la percezione, rendendo possibile alle capacità della personalità spirituale di esplicare e far emergere potenzialità spesso sconosciute.

Il primo risultato di ciò che noi insistiamo a chiamare comunicazione fra spirito incarnato e mente dell'uomo, sarà, se le tecniche di rilassamento vengono applicate e finalizzante nel giusto modo, il riemergere di una scia di emozioni legate a ricordi d'infanzia e ad avvenimenti salienti della propria vita secondo precisi meccanismi.

L' osservazione di questi meccanismi può essere di grande utilità e vantaggio per stabilire connessioni fra mente razionale e psiche, fra io razionale e personalità spirituale. Personalità spirituale, non dimentichiamolo, il cui permanere in un involucro materiale è conseguenza di una precisa scelta atta a portare a termine una determinata esperienza.

Purtroppo non è semplice superare tutte le difficoltà che si frappongono alla realizzazione di un piano definito. Tali difficoltà derivano da ostacoli ambientali, di educazione, di esperienza devianti o perlomeno dispersive, di non conoscenza delle risorse naturali disponibili interne ed esterne, giungendo a soffocare e comprimere anche spiriti forti e temprati che non riescono a instaurare le giuste e necessarie "connessioni".

Le più semplici e naturali porte di comunicazione fra coscienza e piani interiori, che possono dirigere la prima ad espandersi ed acquisire informazioni e stimoli utili, sono costituite dai plessi, strumenti di forza le cui funzioni vengono purtroppo sottovalutate ed ignorate dalla maggior parte delle culture mediche.

La neurofisiologia, in speciale modo, potrebbe contribuire in modo notevole a conoscere, e quindi varcare, i limiti di una struttura, la coscienza individuale, più semplice e meno astratta di quanto comunemente si creda.

I plessi permettono e favoriscono il passaggio tra vari stadi di coscienza. Ad esempio: è risaputo che l'attività emotiva si connette a quella del corpo fisico e questa interazione, a sua volta, agisce sulle attività del mondo esterno e governa le interazioni con gli altri.

Quando l'esperienza emotiva della paura si instaura, colpisce in modi diversi il corpo: può stringersi lo stomaco, mancare il respiro oppure possono tremare le mani o la voce; queste caratteristiche fisiche tradiscono mancanza di fiducia nell'affrontare il mondo e portano gli altri ad agire in maniera negativa perpetuando l'iniziale paura.

Questa paura può non affondare le radici in circostanze presenti, ma derivare dall'infanzia e da circostanze memorizzate che condizionano il comportamento presente.

Lavorare sui plessi aiuta a rimuovere vecchi schemi costrittivi e a prendere coscienza di informazioni ed energie psichiche immanenti.

La comunicazione fra psiche e mente avviene attraverso vari messaggi energetici i cui canali di percorrenza e di collegamento sono costituiti dai plessi nervosi e dalle ghiandole del sistema endocrino.

Gli influssi psichici quindi operano non solo direttamente attraverso i nervi regolatori delle varie funzioni organiche, ma anche in modo indiretto attraverso la modificazione delle secrezioni esterne e di quelle interne e sono stati confermati da una serie di importanti studi fisiologici fino a dimostrare la produzione di sostanze dannose per effetto della paura, dell'ira o del semplice nervosismo.

25

E' abbastanza facile quindi comprendere e accettare come errori di atteggiamento, pur involontari o inconsapevoli, possano trasformarsi in veri e propri disturbi organici.

Eliminando invece gli sprechi di energie ed emanazioni mentali ed emotive, è possibile un'organizzazione più costruttiva nell'uso delle facoltà umane e un raggiungimento di risultati più consoni al delicato lavoro psichico.

Il rilassamento fisico, il cui presupposto di base è una buona tecnica respiratoria, può condurre per gradi l'uomo a placare e regolare processi mentali e abitudini dannose sia per il corpo che per la psiche, portandolo piano piano a divenire consapevole e padrone delle proprie energie.

E' necessario, per fare questo, imparare a comprendere certi collegamenti, a conoscere canali energetici che possono semplicemente costituire un ponte fra livelli diversi annullandone la separazione, ripristinandone l'iniziale, naturale armonia. C'è però nell'uomo una certa forma di resistenza, di inconsapevole ostilità a scendere nella profondità di sé di difesa a oltranza e in più di rifiuto a compiere uno sforzo che vede soltanto come fatica o rinuncia.

Quando la coscienza si identifica con il corpo fisico la personalità umana tende a trattenere, a rendere inerte ciò che ha conquistato o crede di aver conquistato.

Per questo l'uomo che desidera crescere, maturare, superare un certo livello, deve necessariamente operare con la volontà, lottando contro questa tendenza della materia a trattenere, contro questa forma statica, che frena e impigrisce.

Il desiderio di conoscere ed approfondire i meccanismi che regolano le leggi delle energie costituisce lo sforzo iniziale per superare la resistenza innata che si presenta anche di fronte alla spinta dello spirito incarnato che, senza sosta e senza mai arrendersi, invia i suoi messaggi attraverso i canali a tale compito preposti.

Il primo passo per non trattenere e rendere quindi statiche le energie è la presa di coscienza e accettazione del proprio ruolo, la capacità di vedere e accettare le proprie debolezze, i propri difetti superandone gli effetti, rimuovendone le cause che venendo alla luce possono essere tramutate e incanalate come energia dinamica.

Le tecniche di rilassamento possono aiutare a far emergere, anziché soffocare ed inibire, facoltà, funzioni, energie finora destinate ad un uso errato o egoistico.

Prendendo coscienza di certi lati della propria personalità, l'uomo, può iniziare il cammino verso l'armonizzazione con lo spirito incarnato che racchiude in sé porre le basi per la conquista della serenità, dell'equilibrio e di conseguenza della salute fisica e psichica. Se poi, partendo da queste basi, vorrà fare lo sforzo ulteriore di approfondire i meccanismi per cui si può considerare la coscienza conseguenza di un preciso processo energetico operante attraverso centri coordinatori cerebrali, potrà considerare l'ipotesi di stabilire volontariamente connessioni e comunicazioni con livelli interiori ancora sconosciuti.

4 *COMMUNIONE ARMONICA:*
FORZA E FONTE DI VITA

Le cose grandi sono sempre molto semplici.

In un mondo tanto rattristato da avvenimenti innaturali, la semplice abitudine di un dialogo aperto e costruttivo, di un colloquio e uno scambio continuo che porti all'unione rendendo armonico il convivere, nonostante tutto e tutti, nelle famiglie nelle comunità, nella società, giorno dopo giorno, può sembrare l'utopia speranza di un messaggio di parole.

Le difficoltà e le sofferenze di una umanità che va via via perdendo di vista i veri valori dell'esistere, trasmettendo alle generazioni in formazione parole e atti di violenza o indifferenza, esempi di un agire in cui persino l'amore estrinseca l'egoismo e l'intolleranza, potrebbero costituire la spinta, perché il volere il bene proprio e altrui diventi un movimento, una forza, un atto quotidiano del vivere nella completezza e totalità di uomini consci delle proprie possibilità e capacità, consapevoli dell' aspetto spirituale di questa totalità la cui conoscenza non e ancora completa.

Le grandi cose sono sempre semplici, dicevo più sopra.

Sarebbe assurdo pensare a ciò che è naturale come a qualcosa di complicato, perché la natura è per tutti, deve essere accessibile a tutti e il primo passo per conoscerla è conoscersi se stessi. Ciò che è complicato è al di fuori dell'ordine universale: il cammino delle stelle è semplice, il nascere della vita è semplice.

Le persone complicate non appartengono all'ordine delle cose; la grandezza dell'uomo risiede nella sua semplicità interiore, nel suo equilibrio, fonte di vera energia. L'uomo può aggiungere giorno per giorno qualcosa alla propria personalità, arricchirsi, modificarsi, liberarsi anziché ripiegarsi su se stesso; e se cominciassero a cambiare le persone, tutto cambierebbe.

L'uomo è prima di tutto una macchina che trasforma l'energia. Il sistema nervoso dell'uomo, e in parte anche quella dell'animale, è predisposto dalla natura per ricevere energia sotto diverse forme: luce, suoni, odori, calore, movimento; immagazzina, questa energia, la trasforma, la riproduce all' esterno sotto forma di movimento, azione, pensiero, linguaggio.

Benché sia formato da infinite diramazioni, tutto il sistema funziona come un solo organo unico, presiedendo allo svolgersi della vita: respirazione, circolazione, sensibilità, pensiero, coscienza sono coordinati e regolati da questo grande artefice; tempestivo ed efficiente al massimo, interviene "ad hoc" senza che l'uomo il più delle volte, ne sia consapevole.

Ma è in grado l'uomo di fare di questo perno così importante del suo fisico, uno strumento? E in quali termini? Può l'uomo assumere un comportamento che determini il buon uso dell'energia"?

L'uomo è visceralmente portato allo scambio, all' unione delle forze, alla solidarietà, alla complicità per il raggiungimento di un bene, L'uomo è nato semplice e con un innato atteggiamento fraterno verso il proprio simile.

Osservate due bambini piccolissimo le cui mamme si soffermano a chiacchierare tra di loro: sono uno di fronte all'altro, si guardano, si studiano e d'istinto tendono le manine l'uno verso l'altro, quasi a volersi conoscere e capire subito meglio. Il gesto e lo stato d'animo di questi due esseri ancora semplici è già ricerca di comunione, di armonia. Che cosa faranno di questi due piccoli le complicazioni dovute alle circostanze esterne, nel tempo?

Possiamo immaginarlo benissimo, con un'infinità di varianti.

La loro personalità spirituale ancora libera, aperta ed accessibile all'apertura altrui, cercherà di manifestarsi, di svolgere il compito che si è scelta, di usare gli strumenti di cui la natura l'ha fornita al meglio, ma dovrà adeguarsi al "comportamento" della macchina che la ospita, al suo modo di trasformare l'energia esterna, ma anche interna, di incanalare le forze seguendo schemi e condizionamenti educativi che la natura non può aver predisposto, ma che assumono un peso incalcolabile per lo spirito incarnato, organizzando l' impiego delle facoltà sue proprie.

Tali facoltà non vanno organizzate e condizionate dall'esterno, ma educate nella completezza della personalità umana.

L' educazione dovrebbe essere un rapporto dinamico continuo: il bambino e l'adolescente desiderano apprendere, ma spesso coloro che li dovrebbero aiutare hanno smesso di apprendere, si sono cristallizzati e finiscono per trasmettere con autorità ciò che credono giusto.

Costringendo un essere in formazioni ad accettare l'autorità si mortificano la sua spontaneità, la sua intelligenza, le sue capacità imponendogli un comportamento stabilito da una coscienza a sua volta limitata dalla non comunicazione tra mente e spirito.

Ho accennato all'amore che estrinseca egoismo e intolleranza: non è forse egoismo e intolleranza spingere chi si dice di amare a considerare soltanto se stessi a consacrazione di principi preordinati?

Molti tipi di educatori, genitori compresi, basano su questi principi il loro compito: spingono inconsapevolmente gli uomini ad essere nemici in nome della povertà o della ricchezza, dei pregiudizi sociali o razziali, delle opposizioni politiche e di classe, della vanità e dell'affermazione personale.

Tutto ciò spinge all'ostilità e alla competizione, distrugge la società, condiziona lo spirito incarnato naturalmente portato alla comprensione e all'amore che non isola ma unisce.

Per aiutare l'uomo nel suo viaggio sulla terra la natura è stata prodiga di mezzi: l'ha dotato di capacità fisiche, intellettuali e morali adatte a liberare e formare sia dall'interno che dall' esterno una personalità duttile alla realtà che la circonda, partecipe del suo stesso sviluppo fisico e spirituale.

Per questo l'educazione infantile, ad esempio, non dovrebbe pretendere di inculcare nel bambino valori o nozioni in contrasto con le tendenze proprie dell'età, con le sue attitudini, ma aiutarlo a rimuovere gli ostacoli che comprimerebbero il libero spontaneo sviluppo della sua personalità nel rispetto della libertà e dignità umana.

Questo porta a poco a poco un essere in formazione ad acquisire ciò di cui è veramente capace e a realizzare in modo spontaneo la sua profonda, intima spiritualità, disciplinando l'amore di sé nel significato di accettazione, impedendo che degeneri in amore proprio facendone l'origine dei sentimenti sociali.

Nella realizzazione di attività spontanea il bambino sviluppa la creatività, esprime le sue esigenze sia fisiche sia psichiche, imparando a conoscere uomini e cose e finalmente se stesso.

Ma che ne sarà di questo bambino spontaneamente portato a gestire il proprio equilibrio psico-fisico "secondo natura"?

Per prima cosa non perderà la sua innata semplicità.

Semplicità che lo porterebbe d'istinto ad armonizzare, ad accettare se stesso e gli altri, ad instaurare un rapporto comunicativo di parole e di gesti, ma anche di forze.

I bambini uniscono le forze nel gioco, nell'espressione grafica e verbale, nell'amore verso gli animali e la natura, affrontando difficoltà e problemi con la spontaneità dell'aiuto reciproco.

Guardateli! Eppure non conoscono che una minima parte delle possibilità e capacità di cui la natura è stata prodiga.

Usano d'istinto i doni della natura e li affinerebbero e svilupperebbero al massimo, osservando e imparando, se non subissero condizionamenti prevaricazioni continue che, anziché sviluppare le loro capacità di espressione ed innescare lo sviluppo della volontà (attributo della personalità spirituale) per giungere alla vera messa in atto del libero arbitrio, li porta a subire, a rientrare in schemi, a rielaborare dati visti in modo unilaterale.

Tutta la formazione dell'individuo lo porta a lasciare in letargo sensibilità e immaginazione che vengono soffocate, anziché abituate ad esternare, orientare e esplicare l'energia loro propria. L'uso del semplice " sentire " viene sempre più ridotto mano a mano che l'esperienza sociale lo inquadra nei suoi condizionamenti a discapito dell'unione con la realtà, con l'umanità degli elementi.

Negando ogni valore alla soggettività, alla spontaneità, all'immaginazione, alle forze invisibili che lo circondano, l'uomo si preclude la strada della vera conoscenza, che scaturisce dall'amore quotidiano, dalla non separazione dagli elementi della natura, dall' esperienza della realtà al di là di se stessi.

La comunione armonica non può che avvenire al di là di se stessi: soltanto in questo modo può divenire portatrice di forze, supporto di altre forze, fonte di conoscenza e quindi di vita.

Ma, ancora prima che al di là di se stesso, l'uomo deve vedere e conoscere le forze che ha in sé, instaurare la comunicazione e il contatto con il proprio spirito e imparare a lasciar agire questa personalità che naturalmente nel bambino cerca di emergere, innaturalmente nell' adulto comprime i suoi impulsi e i suoi slanci, giungendo a, l'emanazione della sua energia.

Forze straordinarie si producono ogni giorno sulla terra e fra terra e cielo, dicevo la volta scorsa.

Ora potrei aggiungere forze straordinarie si produrrebbero continuamente se l'uomo, emanatore e captatore di energia, fosse educato ad usare le sue forze, libero di emetterle per il bene proprio e altrui.

Queste forze, o energie, o emanazioni, sono le fonti della vita, sono l'estrinsecazione del coesistere spirito-corpo, i mezzi che la natura, fonte di vita, fornisce a tutti gli esseri per unire menti e cuori e renderli partecipi dell'armonia dell'universo.

La scienza spiritica invita l'uomo a una straordinaria scuola di conoscenza, una conoscenza di tipo sperimentale che, andando al di là del dogmatismo talvolta rigido delle tesi spiritualistiche, spinge agli studi alle ricerche sull'uomo come individuo intelligente, capace di ragionamento, di logica, ma anche di flessibilità, adattabilità ad ogni mutamento, ad ogni nuova scoperta, aperto al dialogo costruttivo e disponibile a un lavoro costante per conoscersi e migliorarsi, dare spazio alla creatività e rinnovarsi.

Come la vita che è cresciuta sul pianeta adattandosi ad ogni mutamento di clima, di ambiente, di atmosfera, o come la civiltà che si è sviluppata rinnovandosi continuamente, inventando sempre nuovi tipi di società, di linguaggi, di istituzioni alla ricerca del meglio, cosi l' uomo, che ha lavorato per questa civiltà, può lavorare su se stesso, perché le forze ancora sconosciute che racchiude in sé e che intuisce fuori di sé si manifestino e si uniscano armoniosamente in un rinnovato slancio vitale.

5 ALL'ANTICA DIATRIBA DEL CREDERE O NON CREDERE NON SAREBBE UTILE SOSTITUIRE LA SICUREZZA DEL " CONOSCERE"?

Conoscenza, termine che può rendere possibile la soluzione di una determinata situazione e stabilire orientativamente o stabilizzare un metodo adatto ad affrontare problematiche ben definite.

La metodologia delle scienze sperimentali ha, nell' epoca contemporanea, messo di fronte a strumenti che privano dì ogni senso l'interpretazione dell'osservazione e dell'esperimento come opera del " sentire ".

La logica ha presentato schemi di ragionamento che non rientrano più nelle interpretazioni tradizionali o soggettive.

La psicanalisi ha modificato sostanzialmente il concetto di coscienza togliendo ad essa la funzione di testimonianza sempre attendibile e privilegiata; la psicologia moderna ha smesso di parlare di un soggetto che prima sente passivamente e poi ragiona o comprende attivamente: preferisce parlare di un organismo che si orienta in una situazione.

La conoscenza non è e non può più essere intesa come ricostruzione o costruzione totale dell'oggetto, ma come scoperta dello stesso attraverso metodi adatti alle condizioni in cui si presenta.

Nella problematica della conoscenza sono cioè venute in primo piano le condizioni in cui l'oggetto di studio si presenta e sulle quali i metodi di accertamento devono operare.

Perché allora non approfittare di questa tendenza scaturita da movimenti di pensiero maturati in varie parti del mondo contemporaneo, per intraprender una nuova strada alla conquista del "conoscere" e del "conosci te stesso" prima di tutto?

Le potenzialità dell'uomo sono ancora in gran parte sconosciute ed è giusto che chi non crede passivamente a un fenomeno non ripetibile attribuisca a queste capacità la causa o le concause di tanti effetti ancora non chiaramente definiti.

Meglio però sarebbe stabilire, studiare, approfondire, valutare queste potenzialità andando a vedere come si possono estrinsecare, come si possono al contrario soffocare, come possono soggettivamente evidenziarsi o meno.

La strada che porta a risalire alle cause di certi effetti è soltanto questa.

Nell'Universo si verificano fenomeni di ogni genere: alcuni sono stati osservati, studiati e completamente sviscerati o quantificati; ma quanti ancora sono relegati semplicemente nella categoria delle "credenze o delle convinzioni soggettive"?

I fenomeni di tipo spiritico o pseudo-spiritico di cui intendo parlarvi questa volta sono spesso semplicemente accettati nella speranza che siano veri oppure creduti, ostinatamente, la dimostrazione, di valore non oggettivo e quindi inutile, di una vita oltre la vita.

Potrebbero invece ineccepibilmente provare che ciò che dell'uomo si conosce è la fatica del vivere, la certezza del morire, non ancora, la vita nella sua totalità.

Oltre questo morire c'è la prova della caducità del fisico che ha vissuto il suo tempo, della macchina che ha lavorato, si è logorata o è stata fermata anzitempo.

Di questa macchina si conoscono a fondo i meccanismi più semplici, meno quelli più sofisticati la cui scoperta potrebbe fornire la chiave per conoscere la vita, anche la tanto ipotizzata vita oltre la vita.

Ma se ancora non si conoscono a fondo "la vita" nel senso più ampio del termine è utile e possibile andare oltre?

Direi di no.

Che cosa intendo per "vita nel senso più ampio del termine"? Intendo vita nella sua interezza, nella sua logicità, nella sua maturazione e organicità di intenti e di obiettivi, nella sua esplicazione di potenzialità sempre più manifestantesi fino a far sentire o supporre dapprima, conoscere poi, un agente sconosciuto, ma passibile di conoscenza: lo spirito incarnato.

La sua esistenza, individualità, sopravvivenza al soma che trova nello spiritualismo la dimostrazione teorica e dogmatica, può nello spiritismo trovare la dimostrazione evidente, ripetibile, scientifica.

Facciamo per un istante mente locale alla miriade di fenomeni più o meno eclatanti che si sono presentati all'uomo nel corso dei secoli e specificatamente nel secolo scorso e all'inizio di questo.

Ipotetiche personalità cosiddette spirituali si sono presentate o hanno cercato di attirare l'attenzione dichiarando a volte di manifestarsi allo scopo di istruire o aiutare l'umanità a volte cercando soltanto di colpire la fantasia di soggetti deboli e facilmente suggestionabili.

Salvo un preciso periodo fra la fine del secolo scorso e l'inizio della seconda guerra mondiale (durante il quale ebbe luogo una fenomenologia di tipo fisico piuttosto rilevante) non si ha sentore di studi finalizzati ad acquisire una conoscenza delle cause di certi effetti obiettivamente osservati.

Si hanno soltanto asserzioni più o meno categoriche su una realtà accettata o interpretata soggettivamente da persone a volte naturalmente tendenti all'esaltazione. Il passo decisivo, si compie, come dicevo più sopra, quando l'attenzione di alcuni studiosi delle varie branche della cosiddetta "scienza dell'anima viene più o meno attirata, contemporaneamente in più parti del mondo, da fenomeni eclatanti prodotti da sedicenti entità che arrivano a materializzare oggetti e persino il proprio involucro pseudo-fisico. E' questo un momento chiave nella storia dello spiritismo, perché il desiderio di conoscere e trovare nell'uomo stesso le cause scatenanti i fenomeni, porta gli studiosi a considerare ed osservare più a fondo manifestazioni che li orienteranno nello stabilire i cardini della ricerca psichica. Ricerca psichica che deve essere il presupposto fondamentale per inoltrarsi nell'analisi, lo studio, la conoscenza dell'animo umano e di conseguenza di una ipotetica personalità spirituale comunque soggetta ai legami e ai condizionamenti della materia.

Come si potrebbe infatti presuppore l'esistenza, l'individualità la capacità di pensare ed agire di personalità libere dalla materia conosciuta, da un soma cui sopravvivono, ma che hanno un tempo animato e ora lasciato come fosse un vecchio abito? Come si potrebbe considerare un ipotesi così affascinante, ma riconosciamolo piuttosto fantastica, senza presupporre dapprima, ricercare, studiare, conoscere questa stessa individualità quando ancora rivesta l'involucro fisico che le è naturale e che l'accompagna tutta la vita sulla terra?

Lo scopo primo che il mondo spirituale si prefiggeva nel secolo scorso, nel momento in cui il fermento dei nuovi studi psichici poteva fornire l'idea della strada da percorrere, era questo: che l'uomo, animato dal desiderio di conoscere, partendo da quanto gli è già noto, analizzasse e approfondisse quegli aspetti e quei meccanismi che, pur facendo parte della sua natura, ancora non conosce a fondo, per poi ricercare aspetti sconosciuti alla luce e con il supporto delle certezze acquisiti.

L'aspetto positivo di questo periodo risiede quindi nella scoperta e nella valutazione di quei fenomeni, chiaramente attribuibili alla complessa psiche umana, le cui potenzialità vengono sviscerate a fondo e le cui manifestazioni sono finalmente oggetto di studio della nuova, scienza psicologica.

Infatti la natura ha in serbo infinite sorprese, ma anche infinite conferme nel senso che parecchie intuizioni, scaturite dall'osservazione di complesse manifestazioni psichiche, possono portare alla conoscenza di una personalità umana, immagine più esterna di una personalità spirituale, innaturalmente confinata nel tunnel della non conoscenza e destinata a sopravvivere.

Il mondo spirituale ha bussato e bussa a molte porte per riscattare la sua realtà dai confini in cui è stata relegata, allo scopo, come dicevo più sopra, di aiutare l'uomo, ma anche di essere aiutato dall'uomo in uno scambio reciproco e costruttivo.

L'inizio di questo secolo sembrò essere quindi il momento ideale per il classico salto di qualità nel raggiungimento della via maestra verso l'obiettivo da perseguire.

Fu invece soltanto un'illusione che in alcune parti della terra, ma anche in alcuni piani del mondo spirituale, perdura ancora laddove fenomeni o manifestazioni eclatanti lasciano il tempo che trovano.

La realtà spirituale non desidera suscitare l'incredula meraviglia che rimane accettazione del fenomeno fine a se stesso.

Il mondo degli spiriti in evoluzione desidera spingere l'uomo a prendere in considerazione le cause di effetti che, per quanto meravigliosi, non possono che essere relegati nel campo dell'episodico, cercando dapprima di analizzare, valutare, conoscere, approfondire avvenimenti che escludono senza possibilità di dubbio l'intervento di una personalità esterna.

Il messaggio del mondo spirituale si può riassumere in poche parole:

" Noi esistiamo, sopravviviamo in un mondo parallelo che non è il mondo di contemplazione che immaginate ma un mondo di azione; vogliamo collaborare con voi in un equilibrio di forze che la natura ha predisposto e il mondo terreno ancora non conosce. Nello stesso tempo non vogliamo che manifestazioni, seppur inconsce, di personalità ancora incarnate, vengano scambiate per fenomeni di tipo spiritico. Spingiamo ad approfondire gli studi sull'uomo stesso al fine di evitargli questo pericolo: confondere manifestazioni di tipo psichico con manifestazioni di tipo spirituale e accettarli passivamente come tali."

Esiste ed è sempre esistita infatti un'infinità di soggetti che, a causa di squilibri affettivi e dell'instaurarsi di meccanismi nervosi anomali o di vari stati psichici non necessariamente patologici, riescono a far emergere memorizzazioni, notizie incamerate inconsciamente, ossessioni personali che possono essere scambiate per il messaggio di una' intelligenza esterna ai soggetti stessi.

L'uomo deve ben conoscere e saper valutare questi meccanismi prima di avventurarsi nella ricerca, o peggio ancora, nell'accettazione del cosiddetto meraviglioso o mondo dell'occulto.

Finché non conosce bene la personalità che racchiude in sé, come potrà non avere dubbi, come potrà stabilire che le indicazioni o le richieste che riceve non vengono da molto vicino e non dal presupposto aldilà?

Gli studi avviati dai ricercatori dell'800 hanno purtroppo perduto l'interesse che aveva animato i precursori delle ricerca psichica. Il fatto che essi avessero assistito a fenomeni inspiegabili, osservati e documentati con la massima serietà (e provocati da agenti spirituali nel tentativo di far scaturire il giusto interesse) non suscitò nei loro successori, complice anche lo squilibrio portato dalle due guerre mondiali, il desiderio di proseguire nella ricerca andando al di là dei fatti, cercando di affrontare il problema della ripetibilità dei fatti stessi e ampliando le conoscenze sull' uomo e gli studi sullo "spirito " facendo dello spiritismo un insieme di conoscenze con validità oggettiva, quindi una scienza.

Nel secolo della ricerca tecnologica lo "spirito" può e deve ancora trovare la sua collocazione come oggetto di indagine con un procedimento deduttivo inteso a investigare le leggi che regolano i fenomeni naturali e sociali.

Partendo dalle conoscenze che altre discipline scientifiche già hanno raggiunto ed approfondendone i collegamenti lo spiritismo giungerà a conoscere quanto dell'uomo è ancora sconosciuto, ma non per questo meno reale ed insito nella sua natura.

Le conoscenze già acquisite, per cui cause scatenanti certe attività psichiche rispondono a precise leggi cui seguono determinati effetti, possono essere le basi di una ricerca applicata: estendendo conoscenze sia teoriche che sperimentali relative alla natura dell'uomo come insieme psico-fisico, a un "quid" che può essere sia interno che esterno all'uomo stesso e variando lo schema di riferimento già acquisito che alcune tecniche operative possano costituire la base di una nuova ricerca.

6 IL PENSIERO – FORZA E ATTIVITÀ DELLA MENTE

L' ostacolo maggiore che si frappone tra la capacità dell'uomo a impegnare la propria volontà e le proprie forze mentali e il raggiungimento della consapevolezza di un'attività spirituale nell' uomo stesso e fuori dall'uomo, è costituito dal pensiero.

Tale ostacolo è spesso inamovibile, perché connaturato alla mente umana nel ripetersi delle modalità d'espressione.

Nella prima parte di questo lavoro abbiamo affermato che la valutazione se impegnare la propria volontà e le proprie forze per ristabilire, conoscere, potenziare l'attività spirituale nell'uomo, allo scopo di conoscere poi l'attività di agenti spirituali fuori dall'uomo, affidata al libero arbitrio dell'uomo stesso, al desiderio del suo cuore, alla decisione del suo agire consapevolmente, con l'umiltà necessaria, per ampliare le proprie conoscenze in merito.

Ora vorremo ribadire tale concetto chiarendo le funzioni che, secondo le nostre conoscenze, la mente umana e il suo estrinsecarsi nel pensiero, possono assumere nel raggiungimento di tale obiettivo e, più comunemente, dei tanti altri obiettivi che lo spirito incarnato vorrebbe fossero raggiunti.

La natura dello spirito è di per sé semplice; l'uomo la comprime e complica con la forza incontrollata del prodotto della sua mente: il pensiero.

E' difficile per l'uomo controllare la mente. Una certa corrente della psicologia la paragona ad una scimmia (animale già irrequieto per natura) impazzita! Incessantemente attiva per natura la mente viene alimentata dall' orgoglio, spesso dall' egoismo, dal desiderio di successo sociale, dall'invidia, dalla sete di potere; questo lavorio continuo però ancora non merita il termine di pensiero, perché non è sotto controllo, non è orientato da un interesse dominante, sostenuto da una ferma volontà.

La mente infatti opera indipendentemente dalla volontà e spesso in opposizione ad essa.

Quando la volontà decisa è in grado di mantenere la mente concentrata, tranquilla, ferma su un'idea o un obiettivo da raggiunger, l'attività mentale esplica veramente e l'uomo può farne un buono o cattivo uso.

Il tecnico che elabora un programma, lo scienziato che cerca di giungere alla soluzione di un problema o alla dimostrazione di un enunciato, fanno un uso regolato, organizzato, positivo delle proprie funzioni mentali.

Queste persone sanno fare silenzio dentro di sé.

Mantenere il silenzio interiore implica uno sforzo e un esercizio continuo, ma può portare, abituando la mente a una disciplina, ad usare positivamente il potere creativo del pensiero. L'uomo è in grado di dirigere l'attività della mente su una linea stabilita, in modo che esegua il compito che le viene assegnato. Se agisce in tal senso il suo "pensare" significa riflettere e sviscerare profondamente un argomento esaminandone implicazioni e significati; in tal modo non è in balia dei propri pensieri che lo spingono soltanto a vedere ed accentuare quanto corrisponde ai propri preconcetti o alle proprie preferenze.

E non soltanto questo: abituandosi all'osservazione attenta del processo del pensiero, l'uomo può acquistare la capacità di rendersi conto immediatamente quando ha inizio una "deviazione", un lavorio della mente alimentato dall' orgoglio o da preconcetti.

Tutto ciò implica perseveranza, apertura, disponibilità ad esaminare ogni aspetto dell'argomento preso in considerazione.

Tutto ciò può di conseguenza aiutare a vivere serenamente la vita di tutti i giorni, ad evitare i pericoli che la forza del pensiero comporta necessariamente se mal incanalata, a non comprimere, lasciando spazio a pensieri non disciplinati, le intuizioni, le informazioni (spesso di qualità simbolica) che possono o potrebbero giungere da una seppur ipotetica personalità spirituale.

Vorremmo soprattutto soffermarsi però sui pericoli che, come dicevamo più sopra, la forza del pensiero può nascondere e sull'importanza di abituarsi a controllare se stessi non trascurando l'aiuto insostituibile che si può avere dallo scambio, dal dialogo, dall'incontro con gli altri.

Per l'uomo i propri simili costituiscono una fonte preziosa di informazione, sono la spinta a non uscire dalla realtà; anche il disaccordo con gli altri è utile ad arricchire ed ampliare la visione della realtà rendendo l'uomo, che considera l'altrui opinione, più obiettivo e osservatore.

Spesso invece l'uomo tende a ritirarsi dalla realtà, imprigionandosi nel mondo dei propri pensieri, dei gesti abituali che possono a volte divenire sempre più ridotti ed ossessivi.

A volte si crea l'illusione che i propri pensieri siano importanti, giusti, obiettivi. Questo è molto pericoloso.

Il pensiero diventa persistente, sempre più importante, ossessivo, rende l'uomo prigioniero di un'idea che, anziché essere dominata, tiranneggia invadendo la mente, divenendo più forte della volontà, ingigantendo le difficoltà, allontanando dall' obiettiva soluzione del problema.

Ogni problema si semplifica parlandone, discutendone, esternandolo.

La soluzione spesso non sta nel modificare una situazione, ma il modo di vederla.

Buona parte dei problemi che angustiano le persone e che non sono di natura essenzialmente pratica, nasce all'interno della persona che non riesce a vedere con chiarezza ed obiettività ciò che l'angustia e che quindi continua a rimuginare dentro di se.

Parlare con gli altri, andare incontro agli altri, consente il confronto delle proprie idee; dialogare rende più realisti, più partecipi delle idee altrui, allontana l'isolamento la solitudine.

Infatti più un uomo si isola più diventa solitario, convinto dell'esattezza dei propri giudizi e portato a conclusioni pessimistiche e affrettate. Più un uomo si isola, più il lavoro della mente diventa insistente, unilaterale, non costruttivo, fine a se stesso.

Non è questa l'attività della mente auspicabile per costituire una forza, per cogliere le informazioni intuitive che lo spirito, incarnato nell' uomo, vorrebbe esternare, suggerire, orientando nel comportamento, nel modo di affrontare i problemi della vita.

Lo spirito prima di incarnarsi si assume un compito, si pone obiettivi, che diventano difficilmente raggiungibili quando il vivere nella materia diviene coercitivo, soffocato dall'attività prevalente della mente, dominato dall'ossessività del pensiero che non consente l'apertura e la ricettività di messaggi dello spirito stesso.

Lo studio dell'attività dello spirito incarnato in soggetti che consentono il manifestarsi della personalità spirituale, per propria natura o perché interessati alla ricerca e all' osservazione di fatti che non possono essere relegati nella semplice credenza, può far sì che certi meccanismi, certe leggi naturali sconosciute, vengano dapprima intuiti, poi verificati e resi ripetibili.

Lo studio dell'uomo nel suo insieme psico-fisico non può che partire dall'osservazione di fatti che si ripetono e che, una volta valutati e analizzati, indicano la strada che porta alla conoscenza.

Non esistono fenomeni in natura che non siano accessibili all'umana conoscenza.

Esistono categorie di fenomeni esterni all'uomo che l'uomo può soltanto osservare e studiare per comprenderne meccanismi e finalità; ma tutto ciò che riguarda l'uomo dal soma alla sua essenza più profonda, tutto ciò che riguarda la natura umana, può essere oggetto di indagine.

Ci sono condizioni prettamente legate al fisico, e più specificamente al sistema nervoso che la natura ha previsto e predisposto con cura, ma che l'uomo ignora e quindi annulla.

L'uomo dispone di un sistema energetico che la medicina ufficiale e tradizionale ammette esista in teoria, ma che ignora totalmente in pratica.

Il pensiero, prodotto energetico della mente, scatena nel corpo umano veri e propri temporali energetici, emana scariche elettriche ed elettromagnetiche capaci di provocare conseguenze impensabile a livello del soma.

Sono fatti le cui conseguenze vengono constatate e verificate ogni giorno dai medici più aperti a nuove ipotesi e soprattutto da chi si occupa di psicoanalisi, ma, malgrado gli studi più avanzati, i rimedi tendono sempre a tamponare la situazione a posteriori.

La scienza spiritica, una volta conosciuta e approfondita da chi ha una buona base di conoscenza dell'insieme psicosomatico umano, potrebbe aiutare a prevenire e se necessario a offrire rimedi, anche a posteriori, fermo restando l'indirizzo educativo della dottrina che si basa sulla ricerca e sulla conquista da parte dell'uomo del proprio equilibrio.

L'attività della mente e la forza che ne consegue, la forza del pensiero, sono primario obiettivo educativo della nostra dottrina.

Noi spiritisti ben sappiamo che la prima ed essenziale regola naturale che consente la conquista dell'equilibrio e del benessere (nella condizione sia di incarnati sia di disincarnati) è la capacità e la volontà di raggiungere, e di mantenere la calma mentale.

La calma mentale consente di evitare i "picchi" del pensiero, di placare le scariche elettriche del sistema nervoso, di attutire le tensioni interne ed esterne, di orientare ed indirizzare il fluire del pensiero.

In questo modo le altre energie in movimento all'interno, ed anche all'esterno del soma, vengono incanalate e regolate in modo equilibrato.

Quante malattie organiche vere e proprie potrebbero venire evitate se l'organo ormai ammalato non fosse stato nel tempo sistematicamente bersagliato, indebolito e logorato dal sovraccarico di energie in movimento la cui produzione incontrollabile diveniva impossibile placare.

E' in grado la mente di produrre, anziché pensieri distruttivi, fonte di scariche nervose nocive, forze pensiero costruttivo?

E può essere educata in tal senso allo scopo di consentire nell'uomo l'equilibrio e il benessere del corpo e dello spirito, di evitare paura e sofferenza?

La risposta della scienza spiritica, è decisamente affermativa, ma si ferma qui.

L' educazione e preparazione psicofisica delle persone mezzo di orientamenti che abituino al controllo della volontà, ad affrontare gli inevitabili problemi della vita con calma e determinazione, al dialogo, all' unione, all'armonia con i propri simili che sono la base della comunicazione e dello scambio, uniti alle tecniche di respirazione e rilassamento necessarie per mantenere scorrevole e stabile sia la rete elettrica sia la rete energetica ed alla conoscenza dei molteplici meccanismi che le regolano, costituiscono la risposta della dottrina spiritica; ma sono anche la risposta per chi desidera conoscere a fondo le leggi che regolano il mondo degli spiriti; spiriti che popolano una dimensione parallela e simile a quella da tutti conosciuta, ma anche, nella condizione di spiriti incarnati, questo stesso mondo conosciuto.

Le leggi naturali che ne consentono la venuta e la permanenza sulla terra, che regolano il ciclo vitale terreno, il trapasso e l'evoluzione in un altro mondo, la conoscenza e l'approfondimento delle possibilità che lo spirito, sia incarnato che disincarnato racchiude in sé, sono oggetto di studio dello spiritismo.

Lo spiritismo, ponendosi come obiettivo il raggiungimento della capacità di scoprire e ricreare condizioni naturali che consentono di andare al di là dei limiti filosofici accettati dallo spiritualismo, apre la strada che porterà alla conoscenza, sempre ipotizzata, mai raggiunta, della personalità spirituale e del suo vivere in diverse dimensioni dell'universo, al di là dello spazio e del tempo.

Spazio e tempo che l'uomo, soggetto ai condizionamenti sociali e religiosi, ritiene di non poter valicare, restringendo in un piccolo mondo le immense possibilità di interscambio, di aiuto, di azione di cui l'universo gli ha fatto dono.

7 STUDIE E RICERCHE SULL'UOMO:
EQUILIBRIO PSICOFISICO E VOLONTÀ

Vorremmo considerare con questa nuova serie di articoli e senza discostarci dall'oggetto di studio della scienza spiritica, la possibilità di un legame tra il mondo della materia e il mondo dello spirito sotto tutti i possibili aspetti: nel l'uomo e fuori dall'uomo.

L'oggetto di studio dello spiritismo, l'abbiamo già detto varie volte, ma vogliamo ribadirlo è l'uomo: l'uomo nella sua interezza, nel suo insieme di corpo materiale e di personalità spirituale in grado di esplicare un 'attività sia nella condizione meno favorevole di psiche soggetta ai forti legami del fisico, sia nella condizione di spirito casualmente o volontariamente (e temporaneamente) sciolto in parte da tali legami, sia finalmente di spirito libero, totalmente affrancato dalla materia e consapevole della sua condizione.

Lo spiritismo studia e considera poi anche situazioni intermedie tra queste tre condizioni più definite e ne valuta le problematiche, suggerendone ci rimedi.

Ci sono infatti tra gli uomini notevoli differenze di comportamento e di atteggiamento mentale che ne determinano la capacità e possibilità di far emergere quegli attributi propri dello spirito che tanto possono aiutare nel cammino della vita e anche oltre.

Intendiamo parlare della forza di volontà, della capacità di combattere l'egoismo e di essere aperti e disponibili verso i propri simili, della possibilità innata di esplicare una attività psichica equilibrata, in sintonia con il fisico, ma non condizionata dal fisico.

La scienza spiritica stimola, come punto di partenza, all'osservazione dei modi comportamentali propri e altrui nel contesto dell'ambiente sociale in cui l'uomo è inserito. Ambiente che nei secoli l'uomo stesso ha determinato e condizionato secondo la propria apertura mentale e la propria capacità di guardare avanti.

Il progresso sociale ed economico ha portato l'uomo a miglioramenti materiali e culturali dai quali certamente non può e non deve regredire.

L'ambiente in cui l'uomo vive è però passibile di ulteriori nuovi miglioramenti in un fluire di esigenze alle quali l'uomo stesso non può abdicare, ma che deve cercare di adeguare alle leggi naturali consone alla vita umana.

La regolazione di questo ambiente adatto, a misura 'uomo, come si dice adesso, è progresso, è conquista da parte dell'uomo stesso di un equilibrio stabilito, ma non precostituito.

La natura è duttile, feconda di nuovi adattamenti e nuove capacità, certamente generosa con l'uomo, ma sta all'uomo rispettarne esigenze ed obbiettivi.

Nel nucleo sociale più semplice e naturale dell'umanità, la famiglia, si possono stabilire le basi dell'equilibrio ambientale sotto tutti gli aspetti e soprattutto delle strutture del mondo interiore e delle energie che ne determinano la vita.

La famiglia serena ed equilibrata i cui componenti sono disponibili e aperti al dialogo è fondamento della società, presupposto inamovibile per la formazione della personalità di individui liberi, ma in grado di mettere in atto comportamenti corretti ed adeguati alle necessità del più ampio contesto sociale in cui ognuno è inserito.

Utopie, ci direte! Forse, ma se guardate indietro al corso dei secoli non potete che constatare il continuo costante ripetersi di questa pur utopica tendenza.

Il miglioramento dei comportamenti umani non può che essere la chiave di accesso per il rispetto e la corretta applicazione delle leggi che la natura ha predisposto.

Questo miglioramento trova il suo punto di partenza nella famiglia, nell'esigenza e nella consapevole abitudine ad esternare i pensieri, a dialogare, a far emergere idee e sentimenti, espressioni di una personalità spirituale che ha analogie con quella di tutti gli altri, ma che non è esattamente uguale a quella di nessun altro.

Questa abitudine, se gli è inculcata fin da bambino, aiuta l'uomo a fare della sua mente uno strumento dal quale disidentificarsi per poterne fare l'uso che vuole, controllarla, distaccarsene.

Se l'uomo impara a dirigere l'attività della mente su una linea stabilita, il "pensare" assume il significato di riflettere ed esplorare profondamente un argomento esaminandone tutte le implicazioni e i valori e lasciando emergere quelle potenzialità e quegli attributi propri dello spirito che tanto si affanna a comprimere e tenere nascosti mano a mano che si inoltra nella vita.

L'uomo è naturalmente portato alla spontaneità, allo scambio di idee e di opinioni, ma condizionamenti educativi e comportamenti istintivi di difesa lo spingono spesso alla chiusura e all'isolamento, a una forma di comunicazione superficiale o formulata su schemi standardizzati e precostituiti.

La sua mente diviene preda del sentire istintivo, dei molteplici impulsi non l'analizzati su sentimenti positivi, presta attenzione ed interesse, alimenta e nutre spesso sentimenti ambivalenti a discapito del rispetto, dell'amore, della disponibilità verso ciò che è vero e giusto, verso i valori della gioia e dell'armonia della vita: poiché tutto nasce dalla mente, da come il sentire induce a vedere le cose, l'uomo può cambiare la propria vita cambiando i sentimenti che animano le sue idee, abituandosi a dar libero corso a un sentire positivo, a un complesso di energie positive.

Tutto ciò che ha segnato e segna profondamente la vita e la storia dell'umanità, le crociate, le rivoluzioni, il fanatismo o il sacrificio estremo, le costruzioni e le distruzioni.

La pace e le guerre traggono la loro forza da idee animate da forti sentimenti.

Così avviene nel singolo piccolo uomo: dalla sua mente nascono molteplici impulsi: sta all'uomo stesso l'analizzare la propria energia affettiva su sentimenti che nascono dalla ragionevolezza, da un rapporto armonico con la natura e le sue leggi.

In tal modo la personalità spirituale, ricca di generosità e slanci e dotata di potenzialità in grado di condurre l'uomo in un cammino di vita consono alla sua natura e attento ai valori fondamentali per l'umanità, non soggiace a condizioni di vita nelle quali prevale la materialità, nelle quali fisico e mente si comprimono e danneggiano a vicenda, ma può emergere e inviare i suoi messaggi a una mente aperta e disponibile.

Come scoprire i meccanismi provvidenziali che la natura ha predisposto e mettere in atto le capacità necessarie perché il fondamentale vivere in equilibrio di fisico e psiche divenga realtà?

Lo spiritismo suggerisce: approfondendo la conoscenza dell'uomo stesso e dei suoi comportamenti, correggendo e modificando uno stile di vita inculcato ed accettato passivamente fin dall'infanzia, lasciando emergere attributi che la ragione, il calcolo inconscio ed istintivo spesso soffocano, favorendo alimentando invece l'agitazione dei processi mentali.

Ed eccoci tornati al fondamentale argomento della calma mentale e della capacità di gestire il pensiero e controllarne la produzione.

L'uomo che fin da bambino vive in un ambiente tranquillo e sereno ha naturalmente più facilità ad affrontare i problemi che gli si possono presentare, ma è anche vero che la serenità delle persone dipende in gran parte dal mettere in atto personalmente corretti comportamenti di vita.

L'uomo non ha ancora una precisa conoscenza delle conseguenze che il suo fisico e la sua mente subiscono ad ogni avvenimento o minima contrarietà; inoltre ancora non conosce le possibilità da parte sua di mettere in moto precisi meccanismi e procedimenti che la natura ha predisposto "ad hoc" per evitare conseguenze a lungo andare spiacevoli e logoranti per fisico e psiche.

L'uomo reagisce agli eventi prima di tutto emotivamente ed è noto che gli stati emotivi sono strettamente connessi con il sistema nervoso, soprattutto vegetativo: vi è una branca della medicina che studia proprio il rapporto tra emozioni e sistema nervoso: a psiconeurofisiologia.

Ma che cosa sono le emozioni, che cosa scatenano nell'uomo è secondo quali processi psicodinamici?

Che cosa significa e che cosa comporta il fatto che l'umanità in genere è mossa dalle emozioni, che reagisce agli eventi prima di tutto emotivamente?

Significa che l'uomo è preda dei propri stati d'animo, che ansia, paura, passioni, ambizione, desideri disordinati mantengono sempre in movimento le vibrazioni della natura emozionale dell'uomo.

Queste vibrazioni o energie incontrollate che scaturiscono dal lavorio mentale scatenato e sostenuto dall'emotività, vengono riversate sul fisico attraverso il sistema nervoso.

Il centro di espressione delle emozioni, quello dal quale hanno origine, nel quale si producono tutte le forze sopra accennate, è il plesso solare. cervello irrazionale ed istintivo che spesso riesce ad avere il sopravvento nell'organizzazione "disorganizzata' delle energie.

Spesso ciò che a livello razionale non viene percepito e catalogato come pensiero, viene però captato e immagazzinato dal plesso solare. A volte invece viene razionalmente analizzato e, si crede, respinto, ma produce nel plesso stesso energia statica.

Causa di blocchi pesanti che, inconsapevolmente trattenuti, risultano poi inamovibili dalla volontà, perché recepiti a formazione avvenuta da tempo.

Ma che cosa c'entra la volontà, chiederete, e che cosa deve muovere?

La volontà, o meglio, la sua messa in atto è una delle possibilità sopra accennate per sperimentare, conoscere, imparare a usare quei meccanismi e procedimenti che la natura mette a disposizione.

Ma torniamo un attimo al discorso precedente.

Dicevamo che le emozioni generano energia incontrollata (con esclusione quindi delle! volontà). L 'emotività non si può certamente reprimere l'soffocare, ma lasciare via libera ed inconsapevole alla sua azione sul pensiero contribuisce a creare i cosiddetti stati d'animo viscerali che favoriscono una abnorme produzione di energia deleteria per il fisico e per la mente.

Tutto questo a discapito della naturale armonia, dell'equilibrio, di un ritmico flusso e riflusso dell'energia psichica che la natura prevede (come prevede ritmo ed armonia nei movimenti del cuore, o nell'inspirazione ed espirazione dell'aria).

Gli stati d'animo che l'elaborazione mentale delle emozioni crea, scuotono il plesso solare inducendolo a produrre scariche energetiche paragonabili ad un corto circuito che blocchi per un momento una centralina elettrica.

Se la mente interviene a calibrare e placare le forze che si formano nel plesso, vere e proprie scariche neuro-elettriche, tali forze si organizzano in energia vera e propria in grado di percorrere una certa rete, compiendo un lavoro equilibrato, secondo le esigenze del fisico.

Se al contrario la mente interviene con una produzione incontrollata ed inutile di pensieri, le forze prodotte entrano nel caos e provocano a loro volta caos nel loro percorso disordinato. L'energia che ne risulta compie un lavoro senza scopo utile: per di più tale energia crea ed incontra notevoli "intoppi" che la bloccano, determinando il sovraccarico da una parte, la carenza dall'altra nella percorrenza della rete sopra accennata.

In poche parole lo squilibrio. Ecco allora che comincia a delinearsi, almeno in parte, uno dei compiti precipui della volontà e la sua basilare importanza per l'uomo e il raggiungimento del suo benessere fisico e psichico.

La capacità di usare la volontà in questo senso fa quindi parte di quei comportamenti da osservare e studiare e che possono venire educati in un'ottica forse non ancora sufficientemente approfondita, ma certamente soggetta ad una visuale molto più ampia che cercheremo di chiarire nel prossimo numero.

Equilibrio psico-fisico e volontà

Abbiamo accennato nell'articolo precedente alla produzione da parte dell'uomo d i energia incontrollata, scatenata dagli stati emotivi con i quali vengono affrontati i piccoli e grandi problemi della vita.

La non conoscenza da parte dell'uomo, delle conseguenze che il suo fisico e la sua mente subiscono da questo movimento energetico, fa sì che non scattino quei comportamenti di autocontrollo e di regolazione e scarico delle energie che gli sono connaturati.

Tali latenti capacità fisiche e mentali, messe in atto dalla volontà, possono aiutare l'uomo a ritrovare e mantenere quell'equilibrio psicofisico al quale la natura o ha predisposto.

Le inquietudini che hanno caratterizzato questo secolo che sta per concludersi, mettendo in discussione i valori più collaudati, hanno favorito e favoriscono una sorta di fuga dalle proprie qualità migliori, la non armonizzazione di tutte le funzioni e potenzialità umane, l'esclusione di una volontà che non si limiti ad essere strumento, spesso soffocato dall'emotività, di realizzazione personale, ma sia moderatrice degli egoismi, delle pulsioni più personalistiche, delle chiusure radicate e inamovibili, al fine di giungere alla graduale armonizzazione della volontà di tutti.

La realizzazione personale di una sana ed equilibrata attività psichica e fisica, in grado di moderare l'innato egoismo, tenere sotto controllo l'incanalarsi dell'apporto o coinvolgimento emotivo e giungere alla graduale armonizzazione della personalità, dipende dall'uso consapevolmente proprio o improprio della volontà.

La scoperta della volontà dentro l'uomo, ed ancora di più, la consapevolezza che l'io più interiore e la volontà sono intimamente legati, può rappresentare una vera spinta a cambiare radicalmente l'atteggiamento verso se stessi, gli altri, il mondo.

Come punto logico e prioritario, vediamo in che modo, secondo noi, l'atteggiamento verso se stessi possa cambiare e portare a modificare comportamenti e abitudini radicati, inculcati e acquisiti fin dall'infanzia. Il primo atteggiamento corretto verso se stessi è l'essere aperti e disposti, senza remore, nella vera e completa accettazione del termine, a conoscersi a fondo.

Soprattutto a conoscere ed approfondire il meccanismo (spesso ritenuto inevitabile e inarrestabile) dei processi mentali, delle reazioni consce ed inconsce, del conseguente scatenarsi o innescarsi a catena di processi nervosi, attribuibili al sistema nervoso centrale, quindi in parte controllabili, o al sistema neurovegetativo, quindi incontrollabili e più difficilmente identificabili.

La facoltà e capacità di sviluppare la percezione e l'energia della volontà sono caratteristiche peculiari dell'uomo e gli possono fornire un validissimo aiuto sia nel gestire la propria vita, sia nel rapportarlo all'ambiente che lo circonda.

Ne consegue un maggior controllo e una maggior gestione dell'espressione puramente fisica delle capacità di auto-equilibrarsi ed esplicare un'attività psichica equilibrata in sintonia con il fisico, ma non da esso inevitabilmente condizionata. I meccanismi che l'uomo può mettere in atto volontariamente acquisendo abitudini di vita quotidiane, costanti e utili alla migliore attività di fisico e mente, sono basati sulla possibilità di trasformare e gestire volontariamente prerogative riguardanti aspetti fisiologici considerati per lo più indipendenti dalla volontà.

Intendiamo riferirci alla respirazione e al rilassamento che, oltre a svolgere in modo automatico il loro compito precipuo - in stati di veglia e di sonno la prima, e principalmente in fase di sonno o riposo il secondo,- possono venire consapevolmente utilizzati per mettere in atto comportamenti che incanalino e gestiscano le energie di cui parlavamo più sopra.

Soltanto la conoscenza e la valutazione consapevole di un tipo di forza viva che percorre più o meno disordinatamente canali ad essa preposti, possono dare la sicurezza ti i poterla utilizzare e gestire al meglio tale forza.

Secondo le nostre conoscenze, occorre considerare il complesso dei processi di movimento delle energie, interne o immediatamente esterne all'uomo, come un vero e proprio metabolismo organico che agisce "a monte" dei processi metabolici veri e propri fin qui conosciuti e considerati dalla medicina tradizionale. Tale metabolismo si avvale, per i processi suoi propri, di forze elettriche, magnetiche, intermolecolari causa di mutamenti e reazioni a catena in grado di ripercuotersi sull'equilibrio dell'intero sistema energetico, ma anche psiconeurofisiologico umano.

Mentre il sistema metabolico fin qui conosciuto si basa su reazioni enzimatiche e la specificità di azione degli enzimi è uno dei fondamenti dei processi metabolici, il complesso dei processi di movimento di energie scatena reazioni a livello neuroendocrino, influenzando la produzione di sostanze di tipo ormonale.

E' risaputo che lo squilibrio che ne consegue comporta notevoli alterazioni soprattutto comportamentali, oggetto di studio di una nuova scienza che va muovendo i suoi primi passi nello studio delle correlazioni tra psiche e soma: la psiconeuroendocrinologia.

Facendo un piccolo passo indietro torniamo al fatto più volte considerato in queste pagine, che tutto nell'universo vibra e che i pensieri vibrano dentro e fuori dall'uomo, producendo costantemente energia, quindi altre vibrazioni e mettendo in moto meccanismi che portano notevoli variazioni di oscillazione nei ritmi di base del cervello.

Sino ad ora, mediante le registrazioni dell'elettroencefalogramma che ci danno la somma di attività neuroniche sincronizzate, cioè dei ritmi, è stato accertato che l'attività elettrica del cervello comporta vari tipi di onde che costituiscono attività ritmiche denominate attività o ritmi alfa, beta, theta, delta.

Secondo le nostre conoscenze, altre onde psichiche si propagano all'interno e all'esterno del soma con velocità finita e comportano trasmissione di energie non ancora rilevate dalle strumentazioni scientifiche e quindi, anche se sporadicamente o intuitivamente percepite, non ancora oggetto di studio approfondito da parte dei ricercatori della fisica energetica o della neurofisiologia.

La propagazione di queste onde o vibrazioni sottili, comporta variazioni di intensità dei campi elettromagnetici sensibili e nello stesso tempo influenti sui potenziali a onde lente delle suddette vibrazioni. Le variazioni dovute alla propagazione di queste onde o radiazioni si ripercuotono sulle vie energetiche colpendo in particolar modo, per attrazione, quelle centraline o vortici di energia disseminati nel corpo umano e corrispondenti grosso modo ai plessi principali del sistema nervoso.

Una delle "centraline" più esposte e più sensibili a tali variazioni è costituita dal plesso solare, unitamente all' intero sistema vagale, venendo così a coinvolgere sostanzialmente rispettivamente il sistema nervoso simpatico e parasimpatico. Se teniamo conto del fatto che il plesso solare e il nervo vago rivestono una particolare importanza nel meccanismo della respirazione possiamo fare alcune considerazioni. L'attività respiratoria nello stato di veglia è collegata a due sistemi: il sistema di controllo automatico-metabolico e il sistema comportamentale-volontario.

Mettendo in atto in modo corretto il sistema comportamentale volontario, avvalendosi di tecniche precise, si può riuscire ad alleggerire dalle tensioni maggiori, almeno in parte, la rete di percorso delle energie elettro-magnetiche. Questo permette di raggiungere uno stato di rilassamento psico-fisico tale da stabilizzare il ritmo Alfa rendendone più alto il potenziale, costante l'intensità e facendo di quest'onda mentale una forza. Contemporaneamente e di conseguenza l'onda Beta assume un ritmo più entro e sincronizzato, quasi come avviene nel sonno, pur essendo la mente vigile ed attiva. Infatti lo scopo dell'applicazione di queste semplici tecniche non è il raggiungimento della passività.

Se un soggetto si mette in una posizione passiva, lascia prima di tutto che il campo energetico che lo circonda sia bersagliato, divenendo quasi il ricettacolo di qualsiasi tipo di energia circostante. Invece, affinché il complesso di strutture energetiche si alleggerisca dei blocchi o carichi nella rete di percorrenza, occorre mettere in atto, in ogni fase del "lavoro" su se stessi, la volontà.

Ed eccoci ritornati al sistema di respirazione-comportamentale-volontario che presuppone e sottintende, già come termine, essere legato a una certa attività. Tale tecnica respiratoria può comportare alcune difficoltà se la mente non è vigile (attenzione, mente vigile non significa mente che produce o segue pensieri di vario genere).

E' molto facile infatti che la volontà ceda a una certa stanchezza non propriamente fisica: il ritmo della respirazione per essere costante deve seguire ordini precisi che a volte la volontà. "stanca" o non esercitata allo scopo, dimentica di dare, lasciando spazio a una specie di assopimento o torpore che favoriscono una posizione passiva.

Questo non avviene ad esempio quando un'altra persona impartisce gli ordini sostituendo la sua forza di volontà a quella del soggetto (come nel caso dell'ipnosi). In tal caso si impedisce la passività, inducendo un'attività guidata, consapevolmente seguita e accettata e quindi in grado di favorire un buon rilassamento psico-fisico.

In particolare il plesso solare, sensibile alle sollecitazioni energetiche ed elettromagnetiche interne ed esterne al soma, trae notevoli benefici e maggior sensibilizzazioni, da una buona respirazione diaframmatica che, aumentando anche la vera e propria capacità respiratoria favorisce, oltre a una buona ossigenazione del sangue e il rilassamento fisico con l'allentarsi delle tensioni nervose ed emozionali.

Si allentano di conseguenza i blocchi energetici a livello di un plesso molto importante per il benessere psico-fisico in generale e le energie, in parte liberate, ricevono la spinta propulsiva necessaria ad incanalarsi nella rete di percorrenza.

Contemporaneamente, a causa delle connessioni tra questo importantissimo plesso nervoso ortosimpatico e il sistema vagale (parasimpatico), avvengono sollecitazioni automatiche della funzione regolatrice del ritmo cardiaco, respiratorio ed anche della pressione arteriosa e dell'aumento di secrezione delle ghiandole endocrine.

L'importante funzione regolatrice dell'intera struttura vagale è inserita a sua volta in un sistema di controllo molto ampio e facente capo all' ipotalamo in cui si integrano le funzioni vegetative ed endocrine di questo, con le influenze emozionali affettive del sistema limbico. Tale centro che costituisce un complesso funzionale deputato all'elaborazione, all'integrazione e al controllo del comportamento emotivo e istintivo, quindi con un ruolo nella regolazione della vita affettiva, viene considerato da molti studiosi la sede anatomica dell'inconscio.

Spesso nell'uomo a livello inconscio, si mettono in moto processi ritenuti casuali che portano ad accentuare o al contrario ad alleviare disturbi o tensioni grazie al liberarsi di alcune sostanze endogene (ormonali) che tanto peso rivestono nel determinare o meno l'equilibrio psico-fisico umano.

Abbiamo accennato a come queste sostanze siano coinvolte in molti aspetti del comportamento. Come non ipotizzare quindi che meccanismi o processi che possono portare giovamento psico-somatico non possano trasformarsi da processi casuali involontari in processi volontari"!

Sarà questo l'argomento che tratteremo nel prossimo articolo allo scopo di orientare i nostri lettori a una ricerca e conquista del proprio equilibrio psicofisico, secondo le tecniche di rilassamento e i processi di scarico volontario indicati dalla scuola spirituale.

Equilibrio psico-fisico e processi di scarico indotti, secondo gli orientamenti della scuola spiritica

Pensieri, emozioni, tensioni, energia caotica in movimento continuo: un sovraccarico infinito sia a livello psichico che a livello fisico. C'è un modo per evitarlo o limitarlo? C'è un rimedio a questo stato di cose ormai abbastanza comunemente identificato?

Queste in sintesi le problematiche esposte nei precedenti articoli e questo il tema che ci proponiamo di affrontare questa volta in modo più esaurente.

Abbiamo accennato a meccanismi che l'uomo può mettere in atto volontariamente acquisendo abitudini di vita quotidiane costanti, utili alla migliore attività di fisico e mente e al raggiungimento di un buon equilibrio psicofisico.

La scuola spiritica suggerisce a tale scopo tecniche di respirazione e rilassamento che non si discostano molto da quelle delle varie -scuole che perseguono tale obiettivo, ma si avvalgono, se il soggetto lo desidera, di potenzialità che vanno oltre lo scopo suddetto.

Con il supporto prima della volontà di un operatore, poi di quella dell'individuo stesso, la scuola spiritica conduce alla consapevolezza dell'esistenza delle strutture elettrica ed energetica che costituiscono una parte importantissima dell'insieme uomo e alla conoscenza della capacità di poterle gestire secondo processi di apprendimento miranti a conquistare un miglior benessere e un miglior equilibrio psico-fisico.

Le tecniche di respirazione suggerite dalla scuola spiritica si basano sulla conoscenza di meccanismi naturali dimenticati o ancora sconosciuti, la cui applicazione costante, (con il supporto di una volontà a tale scopo esercitata) costituisce la base, la condizione "sin qua non" per mantenere pulita, scorrevole, percorribile nella sua interezza la rete o struttura elettrica cui abbiamo accennato più sopra. Questo sistema, parte integrante del soma, già intuitivamente percepito e in parte oggetto di osservazione e indagine da numerosi studiosi occidentali (Calligaris, Todeschini, Mancini ...), ma più conosciuto e considerato dalla cultura orientale, basa i presupposti del suo funzionamento su un volontario aumento dell'ossigenazione, mediante una dinamica del respiro più corretta di quella abituale involontaria; sul conseguente rilassamento del corpo e quindi, infine, sulla eliminazione delle tensioni che per molteplici cause si accumulano a livello sia fisico che mentale.

Possiamo immaginare la struttura elettrica come una fitta rete di canali e canalini che, partendo dal cervelletto, si dirama, con un percorso strettamente parallelo a quello dei nervi principali, per tutto il corpo, contraendo attraverso diramazioni secondarie ampie connessioni con il sistema nervoso simpatico, per quanto riguarda i visceri torace-addominali e con il sistema nervoso centrale per quanto riguarda la muscolatura somatica.

Il cervello quale sofisticato moderno computer è il fulcro di tutta la programmazione e l'organizzazione dell'energia prevalentemente elettrica che percorre i canali suddetti.

La produzione di tale energia avviene a vari livelli, ma le principali fonti, ritenute erroneamente incontrollabili, di tale produttività sono le parti più nobili del cervello: l'ipotalamo e la corteccia cerebrale, unitamente al plesso celiaco o solare.

Il plesso solare ha più che altro la funzione di propulsore di vibrazioni molecolari che captate e trasformate in vere e proprie correnti elettroniche vengono rinviate al cervello attraverso la rete preposta.

A questo punto se tali forze recepite e calibrate dal cervello, inviano al soma un insieme di energie più o meno adatte al suo equilibrio, si instaura un meccanismo che rende scorrevole la percorrenza della rete.

La fluidità dello scorrere dell'energia fa sì che questa possa fornire il suo apporto benefico per un'attività e un funzionamento equilibrato di tutto il corpo.

Se al contrario il cervello subisce gli impulsi esterni ed interni senza riuscire a instaurare quella calma mentale necessaria al regolare funzionamento di tutto il sistema, se la mente interviene con una produzione incontrollata e inutile di pensieri, le forze che si formano nel plesso, entrano nel caos, irradiandosi disarmonicamente e provocando nella rete elettrica e negli gli altri plessi che incontrano, la formazione o il movimento di altra energia che non è in grado di compiere un lavoro organizzato.

Inoltre e di conseguenza tale energia crea ed incontra nel suo cammino notevoli intoppi che ne determinano il bloccarsi, il sovraccarico da una parte, la carenza dall'altra fino a provocare notevoli sollecitazioni e in seguito veri e propri danni a livello somatico.

Infatti l'energia che risponde ad impulsi ripetitivi e disordinati tende a creare onde di forza, della stessa intensità, in sovrapposizione continua che vanno a sovraccaricare un punto o punti già deboli del sistema di scorrimento, perché corrispondenti a plessi o addirittura organi tendenzialmente più deboli o soggetti per varie ragioni a trattenere energia statica. E' logico che a lungo andare siano questi i punti più facilmente portati a logorarsi e quindi ammalarsi.

Se a questo punto torniamo a considerare la respirazione volontaria, la sua funzione di ossigenazione del sangue e quindi del cervello e di mantenimento dell'equilibrio del sistema vagale, possiamo cominciare a intravvedere le finalità di utilizzare potenzialità e capacità raramente prese in considerazione dalle varie scienze che studiano l'uomo.

Alcuni lievi disturbi cardiaci cosiddetti nervosi, ad esempio, possono essere eliminati coscientemente e rapidamente al loro insorgere, perché dipendenti da una eccessiva sollecitazione del nervo vago che può portare fino all'estremo della sincope vagale ben conosciuta in medicina.

Una respirazione lenta e lunga induce muscoli e nervi in eccessiva tensione, a partire dal collo, al rilassamento e diminuisce la sovraeccitazione del nervo stesso a livello del plesso cardiaco e del plesso solare. Non vogliamo dire con questo che "un po' di respirazione controllata" sia la panacea a tutti i mali, ma invitare i nostri lettori a un esercizio costante ed abituale che molto può aiutare nel prevenire il logorio del fisico e quindi la vera a propria malattia.

Tensioni, ansia, stress che hanno costituito nel corso dei secoli la spinta essenziale al progresso dell'uomo, oggi sembrano logorarne le forze sotto forma di patologie che, nonostante le notevolissime conquiste raggiunte, a volte la scienza non riesce né a prevenire né a debellare.

Il raggiungimento di ogni tappa evolutiva ha inoltre comportato per l'umanità minor disponibilità di tempo per adattare i propri meccanismi psicofisiologici al cambiamento dell'ambiente.

Gli stimoli a nuovi metodi di vita, di regole sociali ed economiche necessarie, ma limitative della libertà individuale di comportamento, scatenano reazioni di allarme simili a quelle che si scatenavano nell'uomo costretto a lottare per la sopravvivenza.

Un tempo però l'uomo aveva la possibilità di recuperare forze tra una reazione d'allarme e l'altra e di scaricare attraverso sane fatiche fisiche o il riposo di corpo e mente le sostanze chimiche prodotte dai vari sistemi del soma.

Oggi tali reazioni biochimiche sono ravvicinate, spesso l'attività muscolare diventa anziché momento di distensione, obbligo stressante che non permette di liberare la mente dai pensieri ossessivi.

Considerando l'uomo come una totalità nella quale il cervello e il corpo sono in continua relazione e considerando le molte ramificazioni del sistema nervoso, è evidente che nessuna parte del corpo rimane isolata; quindi se nessun organo lavora da solo, ma è legato a tutto l'organismo attraverso incredibili connessioni nervose ed endocrine, si può comprendere come la malattia sia provocata da reazioni psichiche e fisiche a catena, poiché la malattia è la reazione di un tutto: l'essere umano.

Ogni malattia è dunque generale, un indice di squilibrio con sintomatologia localizzata in questa o quella zona.

Torniamo a considerare la vita di tutti i giorni, le reazioni emotive profonde e continue, le angosce, le ansietà, i conflitti affettivi, le ostilità: emozioni profonde e prolungate, determinanti per mente e soma.

Come si inserisce in tutto questo discorso la funzione e il controllo della rete elettrica, struttura importantissima e sconosciuta?

Se l'energia che la percorre è per così dire "regolabile" come gestirla e gestirsi?

La scienza spirituale ha studiato e studia tali meccanismi indicando la via per calibrare reazioni e conseguente scatenarsi di sostanze in eccesso o in difetto, attraverso processi di scarico volontario della tensione fisica e psichica che andrebbe a compromettere l'omeostasi naturale.

Il raggiungimento della padronanza dei meccanismi per mettere in atto tali processi di scarico, comporta un esercizio costante e mirato della forza di volontà fino a rendere necessario e abituale l'instaurarsi del meccanismo stesso.

La scienza spirituale pone l'accento a tale scopo sulla conoscenza da parte dell'uomo di se stesso, dei meccanismi umani, della meravigliosa macchina umana per giungere a conoscere e conquistare la capacità di uscire dal proprio egocentrismo, di andare verso gli altri guidato da una parte di se stesso ancora misconosciuta, compressa, soffocata, non libera di esprimersi. La conoscenza dei meccanismi di scarico, permettendo di imparare a rendere fluido il cammino dell'energia nei canali di percorrenza, può ovviare agli inconvenienti che le reazioni di chiusura, allarme, difesa scatenano nell'organismo.

Chi ci segue da tempo ha verificato su se stesso che una quotidiana applicazione delle tecniche di respirazione e rilassamento, consente al fisico di scaricare volontariamente lo stato di tensione che ognuno ha ben sperimentato e che può manifestarsi anche sotto forma di vero e proprio disturbo fisico specialmente alla fine della giornata quando, si vuol dire, i nervi cedono.

Dolori allo stomaco o al ventre, male alla schiena o alle gambe, la testa che scoppia: quante volte ci si rende conto come siano la conseguenza di una arrabbiatura, di una preoccupazione, di una contrarietà vissuta male?

Non dimentichiamo inoltre che il pensiero produce energia che scatena a sua volta reazioni fisiologiche.

La reazione biochimica fa entrare le forze nel caos e la contrazione dolorosa nasce proprio là, dove l'energia sotto la spinta di impulsi assillanti e ripetitivi si blocca, dove la rete elettrica, sottoposta a pulsioni che si susseguono a ritmo vertiginoso, subisce un sovraccarico continuo.

Se un giorno o due prima è accaduta la stessa cosa, se il giorno precedente una scarica di adrenalina in eccesso ha fatto partire impulsi e conseguente energia caotica continua, si può comprendere come via via la rete elettrica si possa affaticare, sovraccaricare e qualche centralina (O plesso) possa andare in tilt.

Se al contrario questa tensione in eccesso viene allentata, liberata, scaricata, il fisico ne ha immediato sollievo e beneficio.

Ritrovare con il rilassamento fisico un minimo di calma mentale, significa placare forze in movimento e disequilibrio e ripristinare un equilibrio energetico che si ripercuoterà immediatamente sul fisico, con una sensazione di benessere.

Possibilità e aspetti del legame e della comunicazione tra i due mondi.

Abbiamo affermato, in uno dei precedenti articoli, che esiste ed è sempre esistita un'infinita varietà di individui che, a causa di squilibri affettivi e dell'instaurarsi di meccanismi nervosi anomali o di stati psichici patologici, o anche non necessariamente patologici, riescono a far emergere memorizzazioni, notizie incamerate inconsciamente, ossessioni personali che possono venire scambiati per il messaggio di un'intelligenza esterna ai soggetti stessi.

L'uomo che desidera conoscere una realtà fin ' ora soltanto ipotizzata o valutata per certa in base unicamente ad accettazione di origine fideistica, la realtà dell'esistenza dello spirito e della sua sopravvivenza nel mondo spirituale, deve necessariamente, prima di avventurarsi nella ricerca e scoperta di un ipotetico ignoto, inoltrarsi nella strada della conoscenza. Intendiamo soprattutto la conoscenza approfondita di un mondo molto più vicino e tangibile, il mondo interiore dell'uomo stesso e le sue manifestazioni spesso scambiate o valutate assurdamente e pericolosamente per fenomeni di tipo spiritico.

Molte discipline, scientifiche e non, hanno percorso e stanno percorrendo la strada della conoscenza dei cosiddetto universo uomo e delle naturali interrelazioni di questo con tutto ciò che incontra e che lo circonda.

Questi studi e queste già acquisite conoscenze possono aiutare, su basi provate e quindi scientifiche, ad andare oltre, ad inoltrarsi in un ipotetico mondo sconosciuto dalle inimmaginabili attrattive: il mondo appunto dello spirito.

Intendiamo con il termine "spirito" comprendere sia lo spirito nella condizione di incarnato che nella condizione di disincarnato o, per un insieme di motivi e circostanze, soltanto momentaneamente affrancato dai legami materiali più pesanti.

Ci sono infatti soggetti in grado di esplicare un 'attività fuori dal loro corpo: presumibilmente quindi nel mondo dello spirito. Questi soggetti possono, casualmente o volontariamente, creare o venire aiutati a creare una condizione intermedia temporanea tra lo stato di psiche soggetta al fisico e di spirito libero.

Ma considereremo più avanti questa ed altre situazioni di questo tipo, perché vorrei prima riprendere il discorso della conoscenza.

Le ipotesi sulla sopravvivenza hanno sempre necessariamente portato l'uomo a considerare la possibilità della comunicazione fra il mondo fisico e il mondo spirituale, uno dei cardini principali atti ad avvalorare tali ipotesi.

Occorre però considerare i molteplici aspetti che questa affascinante teorica possibilità può presentare.

Come infatti non valutare e considerare il fatto che nell'uomo sono insiti e connaturati vari tipi di comunicazione? Comunicazione di tipo gestuale, affettiva, verbale, logico-razionale, volontaria e a volte involontaria, atta a codificare ogni percezione sensibile che dall'interno e dall'esterno raggiunge il cervello.

Di quale tipo di comunicazione potrebbe avvalersi un eventuale spirito disincarnato non più in possesso di strumenti materiali (funzioni cerebrali comprese), per esplicare un'attività mentale, presupposto conosciuto dell'energia pensiero?

Quale psiche umana può con sicurezza affermare di avere instaurato un rapporto di comunicazione logico-razionale o pur soltanto affettiva, con una psiche vagante senza corpo nello spazio?

E dov'è questo spazio, supporto di onde sconosciute e indecifrabili ai più?

Domande logiche, naturali, più che giuste; ipotesi da valutare facendone oggetto di ricerca basata su studi similari, su discipline parallele e relativi dati già acquisiti.

Questa è la via che noi suggeriamo e indichiamo a chi desidera un orientamento per avvicinarsi, attraverso la scienza spiritica, all'osservazione e allo studio di questo mondo ancora tutto da scoprire.

L'osservazione dell'universo uomo può portare a scoprire, conoscere, valutare, prima di tutto le manifestazioni della psiche, senza escludere che possano essere di uno spirito la cui esistenza in quest'involucro umano, tangibile e dalle reazioni ripetibili, non è ancora stata provata. Impossibile pero non considerare manifestazioni o reazioni che si ripetono immancabili in soggetti diversi, ma scatenate da problematiche simili, altro che debolezze o patologie psichiche facilmente classificabili e quantificabili.

Logico far risalire a memorizzazioni infantili o traumatiche, a disturbi della sfera affettiva, a ossessioni inconsce, turbe psichiche e nervose ormai annoverate fra i casi più semplici della moderna psico-neuro-fisiologia.

Logico però anche prendere in considerazione la possibilità che esistano condizioni naturali, ma ancora sconosciute o dimenticate, per cui le potenzialità di questo sconosciuto agente interiore all'uomo, di questa ipotetica personalità spirituale capace di reazioni, si possano manifestare e dar segno di un disagio di una sofferenza che non gli permettono di esplicare liberamente la sua attività naturale.

E come potrebbe giungere questo segno se non attraverso le normali vie di comunicazione?

Queste condizioni naturali sono state nei secoli compresse e dimenticate fino a diventare sconosciute, appunto perché confuse con manifestazioni della psiche, di origine patologica. Manifestazioni che, specialmente in quest'ultimo secolo, si sono invece più evidenziate, sono diventate oggetto di osservazione e studio approfondito e sono ormai annoverabili fra le conoscenze acquisite dalla moderna medicina neuropsichiatrica.

Ecco ora però affacciarsi e prendere piede, nello studio sempre più approfondito delle correlazioni tra psiche e soma, una nuova branca della medicina, la psiconeuroendocrinologia, che confermando il concetto dell'unità uomo (facendo soprattutto emergere l'importanza dell'interazione fra il Sistema Nervoso Centrale e il Sistema Ormonale), aggiunge importanti elementi a quella base scientifica di partenza cui accennavamo più sopra.

Lo studio delle alterazioni psichiche e del conseguente squilibrio ormonale può già condurre a uno studio comparato di manifestazioni alle quali non consegue uno squilibrio di tale tipo.

E' questo uno degli scopi e degli obiettivi del laboratorio medianico che la scienza spiritica pone come presupposto di base dei suoi studi.

Soltanto in un serio laboratorio si può impostare un metodo di osservazione e ricerca il cui oggetto di studio è l'uomo con le varie manifestazioni del suo mondo interiore.

La comparazione fra queste, l'osservazione attenta della ripetibilità di fenomeni legata alla ripetibilità di condizioni (di ambiente e di persone) possono portare a intravedere e poi conoscere un manifestarsi che va oltre ciò che già si conosce.

Ma è di estrema importanza conoscere a fondo ciò che viene definito "conosciuto" per poter distinguere con sicurezza e non per facile credenza, un ipotetico "sconosciuto".

L'ignorare queste necessarie condizioni di avvicinamento all'indagine spiritica ha portato, sta portando e porterà molte persone a coltivare facili e pericolose illusioni, suscitando nel contempo diffidenza o avversione verso gli sperimentatori che si dedicano a un serio, coscienzioso, spesso faticoso, lavoro di ricerca.

Esiste un indissolubile legame tra le forze del mondo spirituale e le forze del mondo fisico, ma perché questo legame fondamentale costituisca il perno di un naturale e tassativo equilibrio, occorre studiare con pazienza tutti gli aspetti e le condizioni che possono portare a un fattivo interscambio di queste forze.

La comunicazione libera, chiara, facile, come la natura aveva predisposto, è stata ed è tutt'ora il più delle volte inquinata da forze contrarie e contrastanti insite nell'uomo e fuori dell'uomo, che ne alterano la natura a discapito della credibilità, facendone un fatto di fede o credenza.

Le facili e pericolose illusioni cui accennavo più sopra sono costituite e alimentate da fattori umani e da atteggiamenti caratteriali propri dell'uomo che non riconosce o non accetta le potenzialità della propria mente.

Purtroppo la maggior parte dei cosiddetti messaggi spirituali sono prodotti dalla mente umana o traduzione e interpretazione di idee captate per intuizione, senza l'umiltà di una seria verifica.

Il mondo spirituale desidera invece con tutte le sue forze instaurare una fattiva comunicazione con gli uomini, per potere, attraverso l'interscambio di energie, orientare ed aiutare l'umanità a migliorarsi e vivere meglio.

Questo interscambio di forze però, pur essendo previsto dalla natura stessa, per essere attuato richiede (essendosene perse nei tempi le leggi e le modalità) delle chiare istruzioni che ne possano prevenire ed evitare i pericoli e le difficoltà.

Uno degli scopi della comunicazione chiara, non inquinata da interpretazioni personali, è appunto quelle di far pervenire le istruzioni e gli orientamenti spirituali in modo inequivocabile.

Conoscere e distinguere vari tipi di forze, accettando con umiltà confronti e verifiche e studiandone i vari aspetti, è uno dei modi per evitare il primo pericolo: scambiare i messaggi della mente umana per i messaggi di un'intelligenza esterna.

Pericolo questo che va aumentando quando una persona si incammina da sola su questa non facile strada.

L'autocritica, il confronto, lo scambio di idee con altri, sono le prime regole per evitare le illusioni e il fanatismo.

Noi spiriti non vogliamo seguaci e tantomeno fanatico proselitismo, desideriamo formare delle persone che vogliano instaurare con noi un rapporto di fattiva collaborazione.

Tale collaborazione, basata su semplici leggi che mirano a creare armonia e forza, ha lo scopo di unire energie materiali e spirituali e costituire un'unica forza tendente al bene, semplicemente al bene.

Il legame tra i nostri due mondi non può che essere un legame d'amore e coloro che cercano o strumentalizzano questa possibilità per altri scopi, non possono avere accesso che alla porta di sedicenti guide spirituali. Ci sono spiriti disincarnati che ancora non hanno raggiunto la pace, che ancora non riescono a rompere i legami della materialità che tanto li legava alla terra.

Sono questi gli spiriti che hanno più possibilità di avvicinarsi e di approfittare di debolezze e prerogative tipicamente umane.

Essi trovano terreno adatto nelle facili credenze e, anziché venire aiutati a comprendere la loro condizione, vedono alimentate e alimentano inutili e dannose confusioni.

Affronteremo la prossima volta il tema dei meccanismi della medianità che comprende anche questo aspetto della comunicazione e della possibilità di farne strumento di aiuto da parte delle forze unite materiali e spirituali.

8 I MECCANISMI DELLA MEDIANITÀ

Vorremo iniziare questo argomento, che è stato nei tempi spesso dibattuto, ma più spesso sottovalutato o travisato, con un'asserzione basata sulla conoscenza ormai acquisita da varie scienze: tutto ciò che accade nell' essere umano è sotto il controllo del sistema nervoso.

Niente può avvenire senza di esso, né una malattia, né un pensiero, né un ragionamento.

Fenomeni come le manifestazioni dell'inconscio, la suggestione, l'ipnosi non hanno nulla di " disincarnato ", ma, come abbiamo già visto, hanno una base nervosa, cosi come ogni più piccola manifestazione umana.

L' uomo è anzitutto una macchina che trasforma energia. Il sistema nervoso riceve energia sotto diverse forme (luce, suono, movimento), immagazzina questa energia, la trasforma, la riproduce all'esterno sotto forma di movimenti, pensiero, linguaggio.

Benché sia formato da miliardi di ramificazioni, si può affermare che tutto il sistema nervoso funziona come un solo organo presiedendo, regolando, coordinando tutta la vita umana: la circolazione, la respirazione, l'inconscio, le sensazioni, il pensiero, la coscienza.

Ogni uomo sottostà continuamente a questa meravigliosa vivente, in ogni più piccolo atto della sua vita.

E' risaputo che il grande elemento basilare del sistema nervoso è costituito dal neurone: il cervello è costituito da miliardi di neuroni.

Riflettendo sul numero infinito di neuroni in attività è logico comprendere che il nostro sistema nervoso potrebbe dare una qualsiasi risposta a una qualsiasi messaggio e che tra i neuroni potrebbe avvenire un numero infinito di combinazioni, il che porterebbe l'anarchia in una vita sociale organizzata.

Tutto il comportamento dell'uomo deve dunque essere " incanalato ": è questo lo scopo dell'educazione, una specie di allenamento che determina la tale reazione in risposta al tale messaggio.

L'educazione permette dunque determinate associazioni tra i diversi neuroni come un cervello elettronico. Sta però all'uomo non trarne, di conseguenza, una limitazione alle possibilità del proprio cervello restando bloccato su combinazioni sempre uguali di neuroni.

Il protoplasma della cellula possiede un dinamismo chimico che provoca scariche elettriche di depolarizzazione: si ha cosi un impulso nervoso il quale si propaga da un elemento nervoso ad un altro. I centri nervosi dirottano l'impulso nella tale o tal' altra direzione, aprono una via, ne bloccano un'altra. Dal midollo e dall'encefalo partono numerosi nervi che uniscono i centri nervosi agli organi di senso (per questo l'uomo è in relazione con il mondo esterno); i centri regolano anche il funzionamento di tuta la vita organica innescando un magnifico meccanismo il cui perno è il sistema neuro-vegetativo o sistema nervoso simpatico.

Il sistema simpatico è il grande regolatore dell'equilibrio organico, autorizza gli adattamenti che mantengono la vita, l'attività cerebrale, la ragione; è legato ai centri superiore del cervello (centri talamici) ed è in stretto contatto con il sistema endocrino.

La regione del talamo è una specie di " cervello intermediario " di una complessità nervosa ed endocrina incalcolabile, è il grande regolatore del cervello propriamente detto: tutto il sistema neuro-vegetativo dipende da lui e di conseguenza anche tutto il funzionamento organico.

La regione del talamo è in rapporto costante con un'altra regione nervosa di capitale importanza, dalla quale dipende lo psichismo superiore dell'uomo, la cosiddetta sede della coscienza, della volontà, del pensiero: la corteccia cerebrale.

Queste due parti del cervello, l'una cosciente, l'altra inconscia, si scambiano messaggi senza posa. La corteccia cerebrale assicura lo psichismo superiore in stretto coordinamento con il cervello incosciente.

E se il " morale " influisce sul fisico è semplicemente perché esistono molteplici relazioni nervose tra la corteccia cerebrale, il talamo, il sistema nervoso simpatico, e i visceri.

Che cosa significa tutto questo? Che perturbazioni in questa zona nervosa scatenano reazioni inconsce senza che vi si possa porre freno.

I neuroni del talamo vengono eccitati dalle scariche elettriche che vi giungono, il talamo invia messaggi verso i neuroni con i quali è in relazione, altre fibre speciali mettono in comunicazione, la base del cervello con la corteccia.

Dunque attraverso i miliardi di nervi che uniscono al cervello anche regioni molto lontane, l'intero organismo è solidale ed in sintonia per mezzo di una immensa, meravigliosa rete elettrica e chimica.

Lo scambio di continui messaggi tra centro delle pulsioni emotive ed inconsce e la sede della coscienza che regola, controlla, equilibra ed organizza, richiede un rapporto di perfetto equilibrio.

La disarmonia che si crea nella coscienza fra l'essenza dell'individuo e i suoi veicoli di espressione, le reazioni emotive profonde e prolungate che creano caos in tutto l'organismo, cervello compreso, turbano la corteccia inibendone la funzione di " freno " della emotività, irritano il sistema nervoso simpatico, che a sua volta provoca veri e propri disturbi fisici.

Con questo lungo preambolo intendiamo invitare il lettore che non ha mai approfondito lo studio dell'organismo umano a una, seppur superficiale e generica, conoscenza dello stesso e soprattutto dei meccanismi che in esso si instaurano e che possono essere " educabili " e quindi soggetti a variazioni volontarie.

L'emotività è la base della vita umana. L'emozione è una reazione dell'organismo di fronte ad una situazione; una forte emozione sconvolge tutto l'organismo, cervello compreso, turba la coscienza (corteccia cerebrale) che non riesce più a svolgere il suo ruolo di freno.

Le emozioni ripetute, tipo la collera, l'aggressività sono le più pericolose.

Quando l'emozione si scatena e l'organismo comincia a reagire, molte persone sotto l'effetto di un riflesso condizionato (educazione, morale, convenzioni) non reagiscono, reprimono, immagazzinano, non sono più in grado di frenare e scaricare ed hanno reazioni sempre più forti e incontrollabili.

Nascono conflitti interiori ed angosce responsabile della maggior parte dei disturbi del sistema nervoso simpatico.

Molte malattie sono dovute all'irritazione del sistema nervoso simpatico ed alle emozioni profonde che hanno provocato questa irritazione.

Se il sistema nervoso simpatico è il grande maestro dell'organismo umano, le emozioni sono i principali fattori del suo squilibrio.

Quando i centri superiori sono fuori uso (a causa del logorio continuo dell'emotività non frenata dalle funzioni della corteccia cerebrale, anche ' essa disturbata) anche ragione e volontà non funzionano e l'uomo perde il suo equilibrio e la sua lucidità.

Ora che significato riveste tutto questo nei confronti della medianità e dei suoi meccanismi?

Come già altre volte abbiamo ripetuto, la medianità è sempre esistita; l'interscambio piano-spirituale/piano-umano è una possibilità un tempo giustamente ritenuto un aspetto normale della vita, accettato, valutato con estrema semplicità e naturalezza.

Nel secolo scorso nasce l'interesse per l'osservazione e lo studio di questo aspetto divenuto mano a mano meno semplice, ammantato di mistero, complicato da difficoltà che lo sviluppo delle tecnologie immancabilmente e ragionevolmente ha comportato.

E' un fatto positivo questo: l'uomo non si accontenta più di credere, l'uomo vuole conoscere, indagare, rendere duttile alla sua volontà uno dei fenomeni naturali che può coinvolgere contemporaneamente la sua personalità e il suo fisico.

La ricerca psichica fa passi da gigante e parallelamente la medicina, gli studi di anatomia fanno passi da gigante; parallelamente, ma non in sintonia.

Occorrerà attendere questo secolo, i più recenti decenni di questo secolo, perché la medicina moderna arrivi ad affermare e considerare il funzionamento globale della macchina umana.

Motori di questa mirabile macchina: il cervello, organo come un altro, ma anche sede della coscienza, e il sistema nervoso che collega il primo a visceri e tessuti per mezzo di una gigantesca rete.

La medicina moderna non può dunque che occuparsi delle attività psichiche in rapporto alla attività somatiche, non può considerare le une senza le altre, anzi non può mai separarle.

Anche i meccanismi della medianità rientrano in questo campo di osservazione e studio.

Partendo dal presupposto che una personalità spirituale costituisca l'essenza dell'individuo, sarà necessario che per manifestarsi, emergere, agire, essa si avvalga di alcuni dei veicoli di espressione a disposizione della macchina uomo.

Un piccolo esempio: all'informazione del linguaggio concorrono vari organi che inviano alla corteccia cerebrale informazioni indispensabili per l'elaborazione della voce, della parola, del linguaggio.

Costituiscono ciò che si chiama " retroazione " che regola in forma automatica le funzioni degli organi effettori (meccanismo che regge la maggior parte delle funzioni umane, come e stato dimostrato dalla cibernetica).

L' organo informativo più importante per l'espressione orale è l'udito, tanto che la sua insufficienza rende assai difficile lo sviluppo spontaneo della comunicazione umana.

Il veicolo a disposizione della personalità spirituale incarnata, atto a trasportarne e trasmetterne alla sede della coscienza (perché li legga) gli impulsi energetici, è il sistema nervoso simpatico.

I messaggi energetici operano direttamente attraverso i nervi regolatori delle varie funzioni organiche e in modo indiretto attraverso la modificazione di secrezioni interne soggette ai meccanismi scatenati dalle emozioni o dal semplice nervosismo.

Il valore degli studi psicologici è innegabile e insostituibile per la conoscenza della psiche umana, ma tali studi non costituiscono l'unica traccia della ricerca per giungere alla conoscenza di ciò che ancora dell'uomo è ignorato, ma è basato su leggi che rientrano nel campo della microfisica.

La scienza spiritica si deve è si può avvallare dei ponti d' oro che le possono offrire le conoscenze della psicologia e della fisica per affermarsi e andare oltre confine, costituendosi sulla base di traguardi già raggiunti da altre scienze.

Tutto ciò di cui la scienza spiritica si occupa deve risultare spiegabile nel l'ambito di un universo terreno.

I fenomeni cosiddetti " paranormali " appartengono alla natura di questo mondo e nel contempo non sono ancora spiegabile fisicamente. Seguono leggi che esistono nello stesso modo di quelle che esistono nello stesso modo di quelle naturali conosciute ma, nonostante i progressi delle varie discipline scientifiche, sono a tutt' oggi ignote.

Se della natura già si conosce molto, non è forse logico tentare di dedurre qualcosa che ancora si ignora, da ciò che è già noto e largamente provato?

Ritorniamo al sistema nervoso simpatico che abbiamo definito veicolo o perno a disposizione dell'essenza dell'individuo per trasmettere vari tipi di informazioni o messaggi energetici: la minima irritazione, il minimo squilibrio di questo complesso organo non può di conseguenza che portare a falsare i suddetti messaggi.

Abbiamo accennato più sopra a meccanismi nervosi " educabili " e quindi soggetti a variazioni volontarie. E' facoltà dell'uomo mantenere in un equilibrio quasi perfetto il proprio sistema nervoso diventando padrone delle proprie reazioni emotive e artefice del buono stato dei propri "motori".

Questo può consentire la riscoperta e la conoscenza di meccanismi naturali dimenticati, basati sul perfetto funzionamento del veicolo a disposizione dello spirito.

Spirito incarnato e quindi completamente soggetto al fisico, ma anche spirito casualmente o volontariamente libero dai legami più pesanti e in grado di cedere momentaneamente tale veicolo a spiriti ormai affrancati dalla materia, ma desiderosi di trasmettere vari tipi di informazioni energetiche.

Ecco per l'uomo la possibilità volontaria, costruita e accettata consapevolmente, di essere tramite, voce di chi non ha più voce, materiale, braccia di chi non ha più braccia, ma desidera contribuire con il suo aiuto al benessere e al "conoscere" dell'umanità.

La facoltà medianica non è un dono, è la capacità ricercata, educata, perseguita con volontà, e quindi accessibile a tutti, di mettere a disposizione un perno equilibrato, perfettamente funzionante, per scopi di bene.

Per giungere a questo è necessario un approfondimento della conoscenza dell'uomo, dei suoi comportamenti, delle cause che portano l'uomo a più o meno lievi squilibri fisici e psichici che possono impedire un'equilibrata messa in atto di questa capacità.

E' necessario un lungo faticoso lavoro sul fisico della persona che vuole mettersi a disposizione, ma anche delle persone che la devono affiancare, aiutare, sostenere, proteggere.

I meccanismi della medianità sono semplici, ma non possono che essere attuati ricreando quelle condizioni che nel disegno naturale erano previste, ma sono state annullate.

Il contatto medianico con un piano diverso, l'interscambio di comunicazioni richiedono ben precise condizioni ambientali, fisiche e mentali attuabili soltanto con l'impegno serio e determinato di un gruppo formato a tale scopo.

Può sembrare strano parlare di " educazione " per il raggiungimento di condizioni che abbiamo definito già esistenti in natura; occorre però essere anche consapevoli che le possibilità che possono aiutare a ricreare queste condizioni dimenticate, sono per l'uomo meccanismi da conquistare attraverso la lotta con se stesso e i propri modi comportamentali.

La prima conquista è il raggiungimento della calma mentale, attraverso il controllo, la gestione, l'esternazione del proprio pensiero. Quando il pensiero, anziché essere dinamico, è statico ripetitivo, chiuso come in un circolo senza uscita o labirinto, crea nella mente uno stato di agitazione che si ripercuote a catena su tutto il fisico, come abbiamo cercato di chiarire più sopra.

Ed ecco già squilibrato il perno per mezzo del quale lo spirito incarnato può esprimersi, tramite il quale uno spirito disincarnato può comunicare il suo pensiero.

Parleremo la prossima volta in modo più approfondito della preparazione psico-fisica necessaria per un buon medium, dell'importanza della formazione del gruppo medianico, della ripetibile creazione delle condizioni ambientali dal punto di vista magnetico e vibratorio, delle varie fasce, sempre a livello vibratorio di spiriti, che occorre imparare a conoscere per poter avviare lavori di possibile reciproco aiuto.

Importanza e necessità della formazione di un gruppo medianico preparato e della inscindibile messa in atto di condizioni ambientali adeguate al lavoro.

Nell'affrontare in modo più approfondito le tematiche relative ai meccanismi della medianità, desideriamo ancora una volta ribadire l'asserzione che le facoltà medianiche non sono un dono atto a privilegiare (o complicare, o sconvolgere) la vita di alcuni, ma capacità naturali, alla portata di chiunque desideri a fin di bene essere disponibile per un certo tipo di lavoro.

Per questi motivi e per il fatto che tali capacità necessitano di una adeguata conoscenza ed educazione sia psichica che fisica, queste facoltà rientrano nella categoria delle scelte consapevoli e ben meditate.

Vorremmo prima di tutto chiarire che cosa intende lo spiritismo per "gruppo medianico": un insieme eterogeneo di persone che lavorano in completa armonia di pensiero ed unione di intenti.

Gli elementi indispensabili per la formazione di questo gruppo di lavoro sono costituiti da un medium, un magnetizzatore, che si assume anche il compito di dirigere il lavoro, e da vari assistenti, consapevoli di costituire gli anelli della cosiddetta catena medianica e disposti ad assumersi le responsabilità che tale ruolo comporta.

La determinazione dei vari ruoli di solito scaturisce inizialmente da esperienze che precedono la consapevole formazione del gruppo stesso, e può essere in un secondo tempo variato in base a vari fattori di cui parleremo, fino ad arrivare alla intercambiabilità dei ruoli stessi.

L' indispensabile condizione di partenza per ogni elemento del gruppo è la capacità conquistata, e quindi stabile, di raggiungere un buon rilassamento psico-fisico, base della inderogabile singola preparazione, sempre psico-fisica, consona all' importanza ed alla responsabilità del lavoro che insieme si decide di portare avanti.

So che a questo punto già molte persone interessate, influenzate anche da precedenti letture in cui l'argomento viene trattato come "facile", obietteranno ragionevolmente che noi spiritisti tendiamo a complicare le cose. Ma non è così!

L'osservazione, lo studio, la conoscenza approfondita dell'universo uomo, ha portato e porterà sempre di più la scienza, e in particolare la scienza spiritica, che si pone come obiettivo la ricerca e la scoperta di aspetti sconosciuti dell'uomo stesso e delle leggi che li governano, alla consapevolezza che, dentro e intorno all' universo costituito dall'uomo, gravitano energie che occorre imparare a conoscere, distinguere, gestire.

Questo allo scopo di evitarne i pericoli, di imparare a indirizzarne o pararne la forza.

Il pensiero stesso è nell'uomo una forza, una potenzialità ancora da scoprire e vedremo come saper indirizzare la forza pensiero sia importante per il tipo di lavoro di cui vogliamo parlarvi.

Al centro dell'esperienza di vita dell'uomo esiste un profondo e sottile paradosso. La maggiore parte dell'umanità pensa che il mondo della materia fisica sia la vera realtà del mondo stesso. Si pensa alle pietre, all'acqua, all'apparato osseo o corporeo come ad oggetti formati da solida certezza.

Lo stato conscio e il pensiero invece vengono considerati con maggior perplessità, come qualcosa di astratto ed irreale; non esistono né certezze né grandi dubbi, sulla natura della sua realtà.

Il mondo fisico, concreto e visibile, è quello in cui l'uomo si sente a suo agio, il mondo della mente sembra una terra piena di misteri e di magia.

Il paradosso è che il mondo della mente è l'unico di cui l'uomo abbia esperienza diretta.

L'esperienza del mondo fisico giunge all'universo-uomo in modo indiretto, attraverso i nervi che ne convertono gli effetti in sensazioni, pensieri e idee nel cervello. L'uomo è certo dell'esistenza dei suoi pensieri, ma è l'unica certezza assoluta che possiede.

I meccanismi interni della vita dell'uomo sono regolati dai meccanismi della mente, le energie vitali dell'uomo sono regolate da leggi interni all'uomo: privo della conoscenza di queste leggi e della conoscenza di alcuni tipi di energie in natura, l'uomo è come un naufrago in balia delle sue stesse forze.

I meccanismi della mente sono il punto più oscuro (e più importante da chiarire) di una biologia, le cui leggi sono per lo più sconosciute o ancora inesplorate. Eppure, l'uomo che desidera conoscere i "misteri" che regolano le sue variazioni energetiche può farlo e può giungere ad utilizzarle in modo consapevole, migliorando così prima di tutto la qualità della propria vita.

Come è noto, la struttura di base all'interno del sistema nervoso è una rete organizzata e altamente complessa di cellule nervose interconnesse, la cui peculiarità sta nella capacità di mettersi in contatto l'una con l'altra ed influenzare in moltissimi modi la reciproca attività, dando luogo, tramite impulsi " nervosi " alla comunicazione nervosa.

Gli impulsi nervosi non sono altro che segnali elettrochimici, in grado di passare da una cellula nervosa ad un'altra; tale meccanismo fisico opera anche all'interno del tessuto nervoso che permette all' uomo di pensare.

La scienza conosce ormai molto di questo sorprendente complesso di cellule nervose interconnesso, che costituisce il sistema nervoso, tuttavia ancora soddisfacente all'interrogativo di come la materia inanimata formata da atomi, molecole e ioni possa dare origine allo stato conscio.

Neuroscienzati, che potrebbero protestare e affermare con ragione di conoscere tantissime cose sul cervello, non hanno risposto per gli interrogativi che la maggior parte della gente si pone: che cosa sono i pensieri, le idee, le sensazioni o, in una sola domanda, che cos' è la mente?

Ci vorrà ancora molto tempo per comprendere.

Accettare però l'idea che il pensiero dipenda da un gruppo di cellule nervose, che compiono una specifica attività nervosa ripetibile e controllabile, non ci sembra un assurdità ed è quello che con semplicità noi vorremo cominciare ad insegnarvi.

E' convinzione generale che le sensazioni mentali, i pensieri, le idee siano semplicemente ciò che accade dentro il cervello quando la sua rete di neuroni subisce una serie specifica di attivazioni. Inoltre quando "si ricorda" qualcosa, si presume che il cervello venga attivato in modo molto simile a quello in cui era stato attivato dall'esperienza iniziale che emerge nel ricordo.

Gran parte delle teorie sulla memoria dicono che questa sia legata a particolari meccanismi molecolari che fanno sì che una data attività neuronica, una volta verificatasi, potrà all' occorrenza verificarsi nuovamente se attivata nello stesso modo o in uno simile.

Sara quindi molto più probabile che nel cervello avvenga qualcosa che è già avvenuto una volta, di quanto non lo sia per qualcosa che non è mai avvenuto: è quindi accettabile l'idea che l'uomo possa incoraggiare la ripetizione di tale attività neuronica ogni volta che lo desideri.

Recenti scoperte stanno giungendo alla conoscenza di un gene assopito e presente in ogni cellula, la cui attività può bloccare il naturale processo di morte delle cellule stesse e aprire nuovi orizzonti nella comprensione del funzionamento della " memoria " del sistema immunitario e della possibilità di tenere in vita alcune cellule dello stesso che creano una sorta di " memoria storica " per il riconoscimento dei virus da combattere.

Abbiamo voluto portare questi esempi, ma naturalmente sappiamo che la questione non è cosi semplice.

Tuttavia spesso si possono identificare i fondamenti più semplici proprio dove risiede la complessità della vita.

E' ormai appurato che ogni singola cellula nervosa si comporta come un minuscolo elaboratore che stabilisce il numero di dati, attivatori o inibitori, che vengono immessi di volta in volta; che la attivazione, o la mancata attivazione, dipendono dal tipo di dati che vengono inseriti, subendo variazioni.

E ' quindi ormai certo che il sistema nervoso è un sorprendente complesso di cellule interconnesse, soggette ad impulsi che si scambiano tra loro e che interessano tutte le cellule del corpo.

Un impulso nervoso è un'onda fisica elettrochimica che viaggia lungo una cellula nervosa. Tale attività viene prodotta e controllata dall'attività di proteine e dalla loro interazione specifica con altre sostanze chimiche; le proteine, naturalmente, vengono codificate dalle informazioni genetiche.

L'entrata e l'uscita selettiva delle sostanze chimiche, dentro e fuori dalla cellula, è alla base dell'attività elettrica del sistema nervoso, che si presume essere il responsabile dello stato conscio e del pensiero.

La mente dell'uomo, curiosa e sempre attiva, è stata in grado di scoprire sull'argomento tutto questo e....potrebbe (e molti ne sono convinti) non esserci altro. Si potrebbe quindi partire dal presupposto che tutti gli esseri viventi siano semplicemente il risultato finale delle reazioni chimiche e fisiche che avvengono al loro interno.

Ma anche se in realtà la situazione non è così semplice, le reazioni chimiche e fisiche interne hanno un ruolo fondamentale. Se ci si domanda come agisce la forza elettromagnetica che mette in moto i processi chimici, la risposta viene fornita dalle leggi che regolano l'energia, la quale tende a disperdersi per ridistribuirsi più uniformemente ed equamente.

L' energia si sposta sempre da ragioni ad alta energia a regioni a bassa energia. Nell'universo ogni cambiamento è accompagnato da una dispersione di energia, che passa da regioni ad alto grado energetico a regioni a basso grado energetico.

Nel momento di massima collisione viene a crearsi uno stato di caos ad alta energia, mentre la forza elettromagnetica cercherà di riportare la situazione ad uno stato di equilibrio. Può succedere che il caos prodotto dalla collisione generi nuove sostanze chimiche di uno stato energetico nuovo ed inferiore e che l'energia originale vada in parte dispersa. Questo avviene all'interno dell'uomo, ma anche nell'ambiente che lo circonda, e molte di queste energie, che sono interagenti con l'universo uomo, sono tuttora sconosciute.

Possiamo ora finalmente tornare al nostro discorso iniziale ed alla necessità per l'uomo di imparare ad autogestirsi per essere in grado di raggiungere un buon equilibrio psico-fisico e migliorare la qualità della propria vita; ma anche, se lo desidera, per potersi dedicare al tipo di lavoro ideale di cui parlavamo all'inizio, nelle condizioni più consone allo stesso, acquisendo nel contempo le conoscenze necessarie per portarlo avanti unitamente ad altri.

La formazione di un gruppo medianico ha lo scopo di creare le condizioni necessarie perché l'attrazione naturale esercitata dalle forme di energia umana possa esplicarsi nella sua interezza, possa essere osservata e studiata, resa ripetibile e utilizzata allo scopo di formare una o più "piattaforme" d'attrazione, punto di riferimento e appoggio nel mare di energie che circondano l' uomo, per essere in grado di emettere energie paragonabili a radiazioni elettromagnetiche, cioè energie radianti.

Spesso accade in natura che una determinata forma di energia si converta in un'altra.

Parte dell'energia di un elettrone, situato in un'orbita ad alto livello energetico, può venire emessa sotto forma di energia elettromagnetiche, quelle della luce solare per esempio, possono essere attirati in un'orbita di energia maggiore.

Parte dell'energia racchiusa nella struttura elettrica di sostanze chimiche con un grado energetico elevato può essere sprigionata nell'ambiente, quindi, quando le reazioni chimiche provocano un abbassamento dello stato energetico, l'energia sprigionata può servire ad accelerare il moto e le vibrazioni delle sostanze coinvolte nella reazione e di quelle circostanti, che passeranno a uno stato con maggiore potenziale energetico.

Le leggi sopra accennate governano anche potenziali di energia non ancora identificati dall'uomo il quale, pur essendo ormai consapevole che ogni essere vivente è una macchina chimica sorprendentemente complessa, non ne ha ancora scoperto tutti i meccanismi.

I principi vitali, che stanno alla base di tutto il lavoro che questa meravigliosa macchina compie, nascondono potenzialità, considerate per ora soltanto a livello intuitivo, estremamente semplice da innescare.

La legge che regola la distribuzione uniforme dell'energia è valida anche per la forza pensiero cui abbiamo accennato all'inizio.

Se si potesse quantificare l'energia, che il cosiddetto "lavorio della mente e dei pensieri" crea, sembrerebbe impossibile una tale potenza.

Abbiamo considerato nell'articolo precedente gli aspetti psichici del problema e l'importanza degli stati emozionali nella produzione di questa forza all' interno dell'uomo.

Dal punto di vista strettamente fisico, i principi che governano le operazioni del pensiero non si discostano da quelli che regolano i meccanismi molecolare della vita, da quelli che promuovono le reazioni chimiche specifiche necessarie al mantenimento della vita.

Abbiamo visto che, attraverso gli innumerevoli nervi che uniscono al cervello anche regioni molto lontane, l'intero organismo è solidale ed in sintonia per mezzo di una immensa e straordinaria rete elettrica e chimica; abbiamo visto che la disarmonia che si crea fra l'essenza dell'individuo e i suoi veicoli irrita il sistema nervoso simpatico, che a sua volta, provoca veri e propri disturbi fisici.

E' ragionevole quindi presumere che questa disarmonia sia sottoposta alla forza motrice fondamentale dell'universo, per cui "la dispersione energetica si distribuisce equamente" trasferendosi dal corpo con moto minore, da regioni ad alto grado energetico a regioni a basso grado energetico.

La conquista di un buon equilibrio psico-fisico, condizione "sine qua non "alla base della preparazione consona al "lavoro" medianico, passa necessariamente di qui: da questa pur sommaria conoscenza, dalla consapevole accettazione di questi meccanismi in parte controllabili volontariamente.

In che modo?

Se il lavoro della mente è continuo, incontrollato, predominante, è logico dedurre che produca una quantità di energie in eccesso, che altera il buon funzionamento della rete elettrica e chimica che collega l'intero organismo e dei veicoli che ne dovrebbero usufruire.

Le più elementari leggi della fisica affermano che l'energia in eccesso può trasformarsi in energia statica in rete e formare blocchi energetici inamovibili: questo avviene anche nella rete preposta all'armonico funzionamento del corpo umano, all'equilibrio psico-fisico della macchina uomo.

Quando gli stati emozionali sono privi di qualsiasi controllo e viene lasciata via libera al loro agire sui meccanismi che organizzano il pensiero, nell'uomo si innescano produzioni, movimenti, blocchi di energia deleteri per la struttura energetica, e in un secondo momento, per il soma ed i suoi veicoli.

La struttura energetica umana è costituita da una fitta rete di canali, che si intersecano formando in alcuni punti dei plessi energetici, corrispondenti come posizione e importanza ai plessi somatici: tali centri sono strumenti di forza nel senso che da essi partono quelle forze che, recepite e calibrate dal cervello, inviano al soma energie atte a mantenere l'equilibrio. Energie che, naturalmente, non sono mai statiche, ma sotto stanno alle leggi del movimento organizzato che ha lo scopo di innescare altri processi, altre funzioni.

A tale proposito è necessario considerare attentamente a livello somatico il plesso solare e la sua importantissima funzione a livello energetico.

In tempi molto antichi il plesso celiaco, o solare veniva considerato come un secondo cervello dell'uomo, un cervello irrazionale, in grado di ottenere spesso il sopravvento nella produzione e organizzazione delle energie interne dell'uomo.

Se si esaminano gli stati d'animo cosiddetti "viscerali", gli stati d'ansia, di paura, di rabbia non si può disconoscere che nascono sia da fatti sia da elaborazioni mentali e scuotano il plesso solare provocando, a livello somatico, la classica sensazione di pugno nello stomaco e, di conseguenza una scarica energetica che si irradia fuori dal plesso e nel contempo si ripercuote sullo stesso (fino a provocare spesso veri e propri disturbi a livello somatico).

A questo punto, se il cervello interviene a calibrare, se l'energia prodotta dalla mente viene placata e la mente entra in uno stato di calma, le forze che si formano nel plesso solare somatico (scariche neuro-elettriche) si organizzano in energia bilanciata e bilanciante secondo le esigenze del fisico di quel momento.

Se, al contrario, il cervello interviene con una produzione incontrollata ed inutile di pensieri, le forze prodotte entrano nel caos e provocano a loro volta caos nella percorrenza disordinata della rete: ne risulta un eccesso di energia senza scopo utile, che crea ed incontra notevoli intoppi che determinano un blocco, un sovraccarico da una parte a carenza da un'altra.

I metodi per evitare o placare tutto questo sono due, e devono necessariamente percorrere un cammino parallelo.

Il primo consiste nell'acquisire abitudini e ritmi di vita che inducano ad affrontare ogni problema, ogni sollecitazione, ogni contrarietà con la ferma volontà di condurre il problema e non di esserne condotti.

A questo si Può giungere con l'ausilio di tecniche che aiutano la mente, attraverso il rilassamento muscolare, ad isolarsi dagli stimoli esterni attenuando il suo stato di tensione e potenziandone le facoltà di comunicazione.

Un buon rilassamento, indipendentemente dalle tecniche applicate, può aiutare a ristabilire, sul giusto binario fisiologico, le correlazioni tra la secrezione di alcune sostanze endogene basilari per il perfetto funzionamento del microcosmo uomo.

Inoltre, l'abitudine a mettere in atto, tecniche di rilassamento favorirà in un secondo tempo (ravvicinato se lo si vuole) l'apprendimento della capacità a regolare la propria respirazione in modo da favorire lo scarico vero e proprio delle tensioni accumulate a livello energetico, a smuovere volontariamente le proprie energie bloccate, a rendere meglio percorribile sia la rete elettrica che la struttura energetica, basilare requisito per raggiungere la fondamentale capacità di mettere in atto volontarie variazioni vibratorie.

Quando questo primo gradino di preparazione costituirà una abitudine radicata, una capacità acquisita, in grado di dare un risultato volontariamente ripetibile, si potrà avviare il lavoro.

Si dovrà però tener conto di un altro fattore molto importante: è basilare che la conquista di questo primo gradino sia una conquista individuale, ma anche collettiva: nel senso che sono di massima utilità, nel raggiungimento di tale obiettivo, l'aiuto e il sostegno reciproco.

Questo porterà i singoli elementi a una conoscenza approfondita l'uno del altro, ad una conoscenza, accettazione e sostegno dei punti deboli e dei modi comportamentali da correggere ognuno, ad un'abitudine a lavorare insieme e uniti negli intenti, dialogando, verificando e abituandosi a superare gli immancabili ostacoli, insieme.

Soltanto a questo punto si potrà essere sicuri di aver costituito un gruppo di lavoro, si potrà chiarirne gli scopi e gli obiettivi, mettere in discussione i modi per raggiungerli. Questi aspetti, basilari per il conseguimento dell'obiettivo preposto, saranno l'oggetto del prossimo articolo.

Le leggi che governano la forza del pensiero nascono in una zona limite tra fisica, biologia e psicologia e possono dar vita a una nuova disciplina scientifica di importanza inimmaginabile.

La funzione primaria e fondamentale della dottrina spiritica è quella di aiutare e condurre l'uomo ad affrontare meglio la sua lotta di ogni giorno, nel contesto sociale in cui vive, acquisendo fiducia in se stesso e sicurezza nel cammino che deve portare avanti con i propri mezzi.

Se, nel percorrere tale cammino, l'uomo volesse di usufruire di naturali possibilità che gli consentano di ricevere un aiuto maggiore e, nel con tempo aiutare chi percorre la stessa strada, la scienza spiritica gli offrirebbe una ricerca basata sull'osservazione e lo studio di leggi naturali che, se sostenuta dal giudizio critico, dall'analisi obiettiva delle cause che portano a certi effetti, può condurre a conoscere una realtà che, ipotizzata fin dai tempi più antichi, non ha finora che fornito riscontri non opinabili.

Per far questo, dicevamo nel precedente articolo, è necessario imparare a distinguere, conoscere, gestire quelle energie che circondano, compenetrano e nel contempo vengono emesse dall'uomo, senza che l'uomo stesso se ne renda conto.

La forza prioritaria, immanente, soggetta alle leggi della dinamica e quindi esternabile dall'uomo attraverso gli atti della volontà, è l'energia pensiero.

La forza pensiero che, come dicevamo, dipende da un gruppo di cellule nervose, compie una specifica attività nervosa. Può essere considerata appartenente alla categoria sia delle forze intermolecolari che delle forze elettriche e magnetiche, ma rientra anche di diritto nel campo dell' ordinaria meccanica quantistica, sottostando alle leggi della dinamica e, conseguentemente, della statica.

La conoscenza delle leggi che governano queste forze può nascere in una zona limite tra fisica, biologia e psicologia e dar vita a una nuova disciplina scientifica di importanza inimmaginabile.

Le radiazioni che l'attività nervosa della forza-pensiero emette, rientrano nel meccanismo sia della comunicazione nervosa che della meccanica

81

ondulatoria, che associa a ogni sistema fisico una funzione d'onda, con conseguente, propagazione vibratoria nello spazio, causata dal movimento energetico radiante. Che cosa significa tutto ciò?

Che la mobilitazione di molecole da parte di specifici centri del cervello, dotati di cellule altamente specializzate può portare equilibrio o disequilibrio a livello fisico e che alterazioni della comunicazione cellulare possono portare disordine emotivo o mentale e conseguente caos nella ancora sconosciuta rete di percorrenza delle energie.

I lavori mentali, le idee continuamente rielaborate, costituiscono una fonte di energia inarrestabile, ma statica nella sua essenza, perché tale energia nasce da impulsi interni continuamenti ripetuti ed è costituita e movimentata da identiche radiazioni, da onde e propagazioni vibratorie di costante intensità e frequenza.

L'uomo è in grado di controllare e modificare l'emissione delle onde pensiero: è una capacità innata che molti uomini ignorano di possedere, che alcuni usano senza conoscerne i meccanismi e le possibilità e altri intuiscono senza identificarne gli strumenti; è una forza che andrebbe osservata e quantificata per divenire oggetto di studi scientifici approfonditi.

Nella formazione di un gruppo medianico questo pur ipotetico presupposto, non ancora comprovato dalla cosiddetta scienza ufficiale, viene mano a mano affermandosi e comprovandosi se si è attenti osservatori di effetti ripetibili, in condizioni ripetibili.

Ogni elemento del gruppo può e deve ottenere le condizioni ripetibili di base facendo leva sulla volontà propria e altrui, aiutandosi e aiutando gli altri con il supporto delle tecniche di rilassamento e scarico, di cui abbiamo più volte parlato.

In questo modo ognuno si abituerà ad eliminare piano piano quegli stati di nervosismo, quei pensieri tumultuosi, quegli atteggiamenti abitudinari che possono costantemente compromettere la sua calma mentale e la sua disponibilità ad emanare affetto, comprensione, amicizia verso gli altri componenti del gruppo.

Per far questo non è necessario far proprie e approfondire le teorie o le conoscenze già acquisite dalla scienza fin qui esposte, ma è sufficiente accettarle come possibili, valutarne i possibili collegamenti con il lavoro che si vuole portare avanti, possedere la mentalità aperta del vero ricercatore che segue e controlla la realizzazione pratica degli obiettivi posti, riproponendosene di nuovi via via che raccoglie dati e consolida risultati.

Contemporaneamente al lavoro su se stesso, all'esercizio di rafforzamento della propria volontà e di controllo dell' emotività, cui abbiamo spesso accennato, ogni componente del gruppo, indipendentemente dal ruolo che assumerà poi nello stesso, deve cercare, attraverso il dialogo continuo, lo scambio di opinioni sui fatti via via osservati, l'individuazione e la verifica reciproca dei modi comportamentali, di instaurare un rapporto armonico (all'inizio semplicemente di tipo sociologico) con tutte le persone che hanno scelto di collaborare per il raggiungi mento dell' obiettivo o degli scopi che il gruppo si propone.

Infatti la formazione di un gruppo medianico non può essere che lo strumento, il mezzo per raggiungere altri obiettivi ben precisi e non confondibili.

Lo scopo primario del lavoro medianico, della fatica medianica umana, è quello di creare determinate "condizioni" perché il piano spirituale possa "tangibilmente" manifestare la propria esistenza, andando oltre la semplice affermazione della sopravvivenza dello spirito al corpo o l'invio di messaggi e di prediche, già tante volte ripetuti.

Dalla realtà spirituale scaturisce la possibilità che uomini e spiriti, incarnati e non, uniscano tangibilmente le loro forze per un unico scopo: trasmettere conoscenza e aiuto all'umanità sofferente, sempre più oppressa dall'egoismo, dall'avidità, dallo strapotere di pochi incapaci o corrotti, per il raggiungimento per ogni singolo individuo della sua dignità di uomo.

Ma torniamo al primo obiettivo, senza il quale non sono perseguibili gli altri: la formazione del gruppo.

Non si può stabilire un criterio di scelta e cercare le persone che si adattino a questo criterio.

Sono le persone a dover chiarire i propri interessi e scegliere, in base a quelli in comune, gli impegni che un lavoro di gruppo comporta, per poi chiarire e perseguire insieme gli obiettivi che nascono da questo interesse comune.

Le "determinate condizioni" di cui parlavamo più sopra possono essere create soltanto da persone che accettano prima di tutto di essere formate a tale scopo.

Il termine formazione non deve però far pensare a persone indottrinate, spogliate della propria personalità e delle capacità individuali, ma a persone che unite da comuni intenti, riescano a liberarsi da quegli atteggiamenti o modi caratteriali non consoni al raggiungimento di un obiettivo basato su un "concorso di volontà".

Alcuni fra gli atteggiamenti umani più comuni, imputabili all'educazione e ad abitudini di vita radicate fin dall'infanzia, possono costituire un grosso ostacolo alla messa in atto di quei meccanismi che, basati sulla calma della mente, sul benessere, sull'equilibrio e quindi sul rilassamento del fisico, portano un gruppo di persone a formare un collettivo armonico, in grado di emanare una forza vibratoria, somma di più forze che vibrano all'unisono.

L'emanazione di questa energia vibrante all'unisono è ostacolata, spesso resa nulla o impossibile, da altre emanazioni energetiche esterne ed interne all'uomo.

Il riuscire quindi a instaurare una intesa armonica nel gruppo, partendo da un buon rapporto sociologico e affettivo che ne costituisca il fondamento, farà sì che il gruppo unito possa identificare, conoscere, gestire quelle forze che ostacolano il raggiungimento degli ulteriori obiettivi prefissati.

La capacità conquistata e resa stabile di questo agire comune non è procrastinabile, è una condizione "sine qua non" che deve essere anteposta alla realizzazione di qualsiasi altra ricerca operativa. Riuscire ad amalgamare e armonizzare un gruppo di persone di diversa formazione culturale ed educativa, significa salire il primo gradino di una scala che può portare a conoscere a fondo una realtà finora soltanto ipotizzata.

Questa armonia di gruppo è una conquista che in teoria può sembrare facilmente perseguibile, ma che comporta inevitabilmente tempo, pazienza, umiltà e ferma volontà, da parte di tutti, di non cedere ai richiami, dell'orgoglio e del pressappochismo, tipiche debolezze umane.

Il rendere abituale, costante, stabile questa armonia significa raggiungere un livello vibratorio che consente l'emanazione delle onde-pensiero; tale emanazione, sebbene ancora non quantificata, assume una importanza fondamentale nel contesto di un lavoro comune, alla cui realizzazione incidono in modo notevole forze psichiche in parte note e in parte ancora sconosciute.

Tutto questo porterà a condizioni sperimentali favorevoli per poter verificare come l'unione di forze e di volontà possa determinare nuove situazioni, oggetto di osservazione e sperimentazione, ma ancora attribuibili a manifestazioni, fenomeni, leggi di causa-effetto insiti nella natura umana.

Le emanazioni energetiche esterne ed interne all'uomo, cui accennavamo più sopra, sono costituite per la maggior parte da onde-pensiero che si propagano nello spazio, prendendo forza da stati d'animo, sentimenti, stati emotivi delle persone, fino a creare, per similitudine, vere e proprie correnti energetiche.

Tali correnti sono a volte percepibili come sensazioni di attrazione o repulsione verso un ambiente o una persona, e vengono quantificate e classificate come sentimenti di simpatia, antipatia, affinità, discordanze caratteriali.

Riescono a influire sull' atmosfera di un'abitazione, di un ambiente di lavoro, di un luogo di riunione, rivelando il nervosismo di chi ci vive e influenzando le persone che li frequentano, come se si formasse una vera e propria cappa o cupola che rende statica l'aria.

Tutto questo può far comprendere come sia importante e delicato il meccanismo che deve regolare la formazione e l'armonico agire di un gruppo medianico.

La ricerca della realtà spirituale nei suoi molteplici aspetti attraverso la comunicazione con presunti spiriti disincarnati, è stata negli ultimi due secoli spesso sostenuta illusoriamente dalla fede, ridicolizzata o vilipesa dalla presuntuosità del pregiudizio, mai perseguita razionalmente con il supporto di un lavoro di gruppo come noi intendiamo suggerirvi e come ormai i tempi richiedono e il contesto socio-tecnologico esige.

Valenti studiosi e ricercatori del secolo scorso hanno intuitivamente cercato la strada della formazione di base delle persone interessate; hanno consapevolmente tracciato un solco che l'accettazione dei fenomeni, le facili credenze, le illusorie certezze di coloro che si dichiaravano pronti a collaborare, mano a mano cancellavano. Qualcosa però è rimasto: gli orientamenti metodologici sono stati dati e sono stati avvalorati dalle nuove conoscenze scientifiche, la traccia di base non è stata cancellata né superata e ad essa occorrerebbe attingere.

Non è possibile infatti ignorare o sottovalutare la serietà e l'attenzione con cui studiosi come Allan Kardec, Léon Denis, Gustave Geley e altri, hanno affrontato le problematiche e lo studio dei fenomeni cosiddetti spiriti ci, giungendo all' unanime basilare affermazione che è necessario stabilire regole precise e condizioni severe di studio e di sperimentazione per poter dire: "Si possono conoscere e gestire le forze che determinano ogni manifestazione, compreso ciò che viene definito miracolo."

Probabilmente a questo punto ci farete notare che finora ci siamo dilungati nel discorso "meccanismi della medianità", e che non abbiamo approfondito le problematiche connesse al ruolo della persona o delle persone che scelgono di essere "medium" nel contesto di un gruppo medianico.

Così come abbiamo solamente accennato, usando per altro un termine inconsueto, al ruolo del "magnetizzatore".

Questa apparentemente illogica impostazione del discorso, è imputabile ad un motivo preciso: i componenti di un gruppo medianico serio e preparato sono come anelli di una medesima catena, la cui capacità e forza di lavoro non dipende dalla posizione dei singoli anelli, ma dal fatto che tutti gli anelli sono strutturati e dimensionati in modo tale che la funzionalità della catena non può che presupporre una struttura e una dimensione di base, identiche per ogni anello.

Una volta stabilita e consolidata questa struttura di base, si potranno apportare aggiunte o varianti al sistema già funzionante per potenziarlo.

Queste differenziazioni, indispensabili per la costituzione di un gruppo medianico operative saranno il tema del prossimo articolo.

Ambiente, stabilità e condizioni di laboratorio necessari alla formazione di un gruppo medianico.

Abbiamo terminato l'articolo precedente accennando alla struttura della catena vibratoria e alla funzione che la catena stessa, intesa come sistema basato su singoli componenti a tale scopo dimensionati, richiede e comporta.

Immaginiamo tale insieme di forze come il sistema portante di una piattaforma galleggiante tra onde a volte tumultuose ma regolari, a volte in tempesta, a volte soggette a invisibili correnti impreviste o imprevedibili.

Ogni elemento di questo sistema concorre all'equilibrio della piattaforma e ogni singola funzione dei materiali che la costituiscono è strettamente legata alla funzione ottimale di ogni altra. Nello stesso modo la stabilità di una "piattaforma di attrazione vibratoria costante" (atta a costituire e permettere il ripetersi di fenomeni cosiddetti medianici, secondo le leggi di causa ed effetto) è strettamente legata alle funzioni integrantesi dei singoli elementi, all'equilibrio perseguito e vicendevolmente, reciprocamente sostenuto delle componenti umane.

Affinché l'interscambio piano spirituale / piano umano possa essere attuato come già la natura aveva predisposto, sono necessarie forze sintonizzate e stabili.

Tali forze possono essere costituite ed emergere in un gruppo anche piccolo di uomini e donne che, con ruoli diversi, vogliano indirizzare e sintonizzare la loro energia - pensiero e permettere e far si che le loro emanazioni, costituenti un'unica forza, si sintonizzino con altre emanazioni vibratoriamente diverse.

In questo contesto, generale ed uniforme, rientrano i ruoli di mezzi e magnetizzatori.

Essi sono anelli di una medesima catena, con posizioni maggiormente strategiche rispetto ad altri e quindi consapevoli di dover sostenere un carico lievemente superiore, ma non per questo scindibile da quello comune.

Il fatto di sintonizzare le proprie emanazioni con altre vibratoriamente diverse presuppone (secondo principi similari a quelli dell'elettroacustica e della meccanica del suono) un cambiamento di intensità e di frequenza vibratoria sia da parte delle componenti umane, costituenti la piattaforma, sia da parte delle componenti del cosiddetto mondo spirituale che, una volta conseguite condizioni stabili, dovrebbe usufruire della stessa piattaforma di attrazione vibratoria.

Lavoro articolato e comune quindi, risultato di un concorso di volontà e di azioni mirate al medesimo scopo.

A questo punto ci si potrebbe chiedere: come può essere possibile tutto questo se una delle due componenti l'equipe di lavoro è ipotetica e non tangibile?

Nei tempi passati si sono verificati innumerevoli avvenimenti che hanno fornito le indicazioni e i presupposti di base.

Il mondo spirituale ha fatto i primi tentativi nel secolo scorso con manifestazioni eclatanti, utilizzando le connaturate capacità medianiche di alcuni esseri umani, semplici e normali, per richiamare l'attenzione su fenomeni in grado di fornire prove tangibili della sopravvivenza. Questo allo scopo di indurre uomini dotati intellettualmente e culturalmente ad approfondire una verità scientifica sperimentale alla portata di tutti, così come lo possono essere altre realtà scientifiche, patrimonio dell'umanità tutta.

Ciò non è avvenuto per svariati motivi sia storici che legati alla superficiale natura umana.

Questo ha portato anche a considerare la necessità primaria che gli uomini, seriamente attratti dall' indagine sull' ipotetica esistenza di una vita oltre la vita e dei suoi innumerevoli aspetti ed obiettivi, ponessero con umiltà prima di tutto se stessi (e i propri simili) alla base dell'indagine stessa, studiando e valutando quella parte di sé ipoteticamente destinata a sopravvivere e a far parte di una realtà non percepibile dai sensi comuni e per questo ancora sconosciuta.

Le manifestazioni fenomeniche nate da una unilaterale volontà possono stupire e colpire momentaneamente i sensi e la ragione inducendo a una accettazione fideistica, ma non portare alla conoscenza e alla giusta utilizzazione di tale conoscenza per scopi comuni e utili all' intera umanità.

Nell 'uomo è immanente la possibilità di scoprire, conoscere, lavorare in sintonia con esseri il cui grado di conoscenza oltre i sensi comuni può fornire all'uomo stesso l'aiuto necessario per ricercare e scoprire aspetti e leggi della natura ancora ignorati.

Il mondo spirituale ha fatto i primi tentativi nel secolo scorso con manifestazioni eclatanti, utilizzando le connaturate capacità medianiche di alcuni esseri umani, semplici e normali, per richiamare l'attenzione su fenomeni in grado di fornire prove tangibili della sopravvivenza. Questo allo scopo di indurre uomini dotati intellettualmente e culturalmente ad approfondire una verità scientifica sperimentale alla portata di tutti, così come lo possono essere altre realtà scientifiche, patrimonio dell'umanità tutta.

Ciò non è avvenuto per svariati motivi sia storici che legati alla superficiale natura umana.

Questo ha portato anche a considerare la necessità primaria che gli uomini, seriamente attratti dall' indagine sull' ipotetica esistenza di una vita oltre la vita e dei suoi innumerevoli aspetti ed obiettivi, ponessero con umiltà prima di tutto se stessi (e i propri simili) alla base dell'indagine stessa, studiando e valutando quella parte di sé ipoteticamente destinata a sopravvivere e a far parte di una realtà non percepibile dai sensi comuni per questo ancora sconosciuta.

Le manifestazioni fenomeniche nate da una unilaterale volontà possono stupire e colpire momentaneamente i sensi e la ragione inducendo a una accettazione fideistica, ma non portare alla conoscenza e alla giusta utilizzazione di tale conoscenza per scopi comuni e utili all' intera umanità.

Nell 'uomo è immanente la possibilità di scoprire, conoscere, lavorare in sintonia con esseri il cui grado di conoscenza oltre i sensi comuni può fornire all'uomo stesso l'aiuto necessario per ricercare e scoprire aspetti e leggi della natura ancora ignorati.

Ecco evidenziarsi quindi la necessità della formazione di persone decise a creare le condizioni ideali perché questi studi possano essere portati avanti, affinché l'oggetto di studio primario della scienza spiritica riveli le sue capacità e possibilità, ancora sconosciute e sottovalutate, di apprendimento e conoscenza.

Abbiamo più volte accennato all' importanza che il sistema nervoso dell'uomo riveste ai fini della conquista dell'equilibrio psichico e fisico, indispensabile attributo di chi intende far parte di un gruppo medianico.

Se, come abbiamo cercato di chiarire, i singoli elementi del gruppo in formazione devono intraprendere una dura lotta con se stessi, sostenendosi e aiutandosi a vicenda, per amalgamare e armonizzare le loro onde-pensiero, a maggior ragione questo obiettivo deve essere perseguito da chi sceglie e accetta il ruolo di medium o di magnetizzatore.

Il magnetizzatore deve divenire la guida del gruppo, colui che per maggior equilibrio, esperienza e quindi capacità, sa non soltanto regolare le proprie emanazioni, ma captare e identificare le vibrazioni, umane e non, che circondano il gruppo, assumendosi la responsabilità e il coordinamento del lavoro di tutti.

Il suo sistema nervoso quindi deve essersi abituato a identificare ogni interferenza che possa disturbare o vanificare il lavoro per il raggiungimento degli obiettivi che il gruppo stesso mano a mano si prefigge.

La sua volontà deve essere ferma, allenata al controllo dell'equilibrio proprio e altrui, la sua conoscenza dei meccanismi energetici deve saper guidare il lavoro della catena.

Il suo compito è quello di sostenere e interagire con quello del medium che deve percepire in lui decisione, sicurezza, difesa, capacità di gestire le forze, ferma restando una perfetta intesa e unione di intenti.

L'accettazione del ruolo di medium, tramite tra mondo spirituale e umano, strumento di captazione e passaggio di energie, richiede una posizione mentale che, contrariamente a quanto si potrebbe pensare, determini un atteggiamento attivo e consapevole.

La passività fisica e mentale del medium è la naturale, ricercata conclusione della fatica medianica, ma per arrivare a questa posizione momentanea e volontariamente perseguita, sono necessari passaggi consapevoli e resi possibili dal concorso di volontà di tutto il gruppo.

Come più volte abbiamo affermato, il perno attraverso il quale la medianità può giungere a definirsi veramente tale è il sistema nervoso.

Soltanto un sistema nervoso duttile ed equilibrato, esercitato e preparato allo scopo, può consentire e far sì che vibrazioni di tipo diverso da quelle abitualmente emesse dal fisico e dalla mente umana, possano inviare impulsi recepitili e inequivocabili.

Di qui la necessità di un vero e proprio lavoro di ripulitura della rete di percorrenza di energie atte a recepire tali impulsi, di riequilibrio di forze che la vita, con le sue difficoltà, può aver squilibrato.

La necessità di questo lavoro di pulitura della rete elettrica ed energetica di chi vuol essere strumento del piano spirituale non è ancora conosciuta e valutata nella sua importanza.

E' però una delle condizioni indispensabili a far sì che la comunicazione verbale o i movimenti del corpo del mezzo, in posizione volutamente passiva, avvengano attraverso canali liberati volontariamente da ogni tipo di blocco energetico; in tal modo un'intelligenza esterna al mezzo stesso potrà momentaneamente impossessarsi dei comandi o centri nervosi (situati nel cervello) a tale scopo preposti ed agire liberamente (ad esempio per attuare le terapie spirituali).

Potrà così realizzarsi quella medianità a incorporazione attraverso la quale la volontà di uno spirito potrà agire con la consapevole, tranquilla accettazione del mezzo.

Tale tranquilla sicurezza non potrà che scaturire dalla conoscenza delle capacità del magnetizzatore e della catena che salvaguarderanno da ogni possibile pericolo e interferenza le difese momentaneamente abbassate di un mezzo pienamente consapevole del suo ruolo e del suo compito.

Senza questa preparazione psico-fisica innumerevoli sono i pericoli, i rischi e le possibilità di confondere per illusorie realtà, manifestazioni e fenomeni attribuibili semplicemente alla psiche umana.

Ed è logico quindi che questa preparazione psico- fisica sia almeno in parte perseguita e conquistata da tutti gli elementi del gruppo, perché tutti siano in grado di riconoscere i tipi di vibrazione e sostenere e difendere il medium e il lavoro.

Questo riguarda tutte le persone, ma a maggior ragione coloro che accettano e scelgono una collaborazione più stretta nel senso di essere, oltre che anelli, strumenti o guide nella formazione di una catena medianica di attrazione.

Studi ed esperimenti per la formazione di un gruppo sono stati portati avanti da numerosi studiosi del secolo scorso e Allan Kardec afferma con chiarezza nel suo "Il Libro dei Medium" che soltanto "persone unite da comunanza di intenzione formano un tutto collettivo e che gli spiriti sono attirati maggiormente da questo concorso armonico di volontà".

Siamo tornati al termine "fatica" medianica, cui avevamo accennato molto tempo addietro, perché riteniamo che il concetto che esso sottintende sia ora più comprensibile e accettabile a seguito degli ulteriori dati forniti.

La lotta con se stessi, con le proprie abitudini di comportamento e di vita, con gli atteggiamenti radicati che possono, se non individuati e rimossi, pregiudicare il lavoro di formazione dell'insieme, è dura, è può indurre allo scoraggiamento o alla tentazione di rinunciare, infondendo un senso di inadeguatezza o presunta incapacità; ma è l'unica, se combattuta con determinazione, in grado di forgiare gli individui che veramente vogliono costituire il nucleo trainante.

Una volta formato questo nucleo, altri operatori, assistenti, aiutanti potranno inserirsi e seguire più facilmente senza necessariamente affrontare la fatica dei primi, ma coadiuvando con la propria forza il sistema portante il cui compito è ormai definito, acquisito, consapevolmente accettato.

E' più facile infatti sostenere un sistema di lavoro amalgamato, armonico, vibrante all'unisono, che un sistema frammentario, che disperde forze in varie direzioni, emettendo energie non organizzate e calibrate per un unico scopo.

Per questi motivi sono ancora rari nel mondo gruppi in grado di collaborare veramente con il piano spirituale ed è compito ed obiettivo di vari gruppi di spiriti l'orientamento di persone decise a perseguire ed ottenere i risultati richiesti.

Esistono molti sedicenti medium, molte persone animate da buone intenzioni di "verità".

Nessuno però ha ancora compreso a fondo la necessità che queste diverse categorie di persone abbiano a unirsi per formare un insieme, risultato del sommarsi di conoscenze, dello scambio di esperienze, dell'unione di forze e capacità.

Molti vogliono sperimentare, ma sottovalutano l'importanza delle necessità di base.

Ad esempio la preparazione, oltre che delle persone, di un ambiente che si adatti alla esigenza di accordare le vibrazioni di uomini e spiriti viene sottovalutata o ignorata.

Ogni luogo ove si riuniscano più persone è infatti costituito, oltre che dalla materialità tangibile e visibile, dall' insieme di onde o vibrazioni che le persone usualmente unite emettono e nel contempo captano.

Tutto ciò va a costituire una cappa vibratoria definita e costante, ma facilmente passibile di variazioni controproducenti per il lavoro.

Assodato questo si può presupporre sussista nello stesso ambiente una memoria vibratoria e possa intervenire, variando gli elementi del sistema, un disturbo vibratorio imputabile a emanazioni sconosciute, interferenti con quelle abituali.

Ecco la necessità, perché la cappa possa mantenere la propria forza di attrazione costante ed omogenea, che le emanazioni possano essere identificate e manipolate.

Il disturbo che l'intervento nel lavoro di una persona anche soltanto in veste di assistente o spettatore, può recare al medium e a tutta la catena è semplicemente attribuibile alle differenze sopra accennate, alla mancanza di consuetudine. E' quindi rimediabile, ma non in breve tempo.

Al contrario l'abitudine al dialogo, alla comprensione e tolleranza reciproche, l'acquisita capacità quindi di vibrare all'unisono, con la medesima intenzione e la medesima intensità, vanno a costituire nell'ambiente quella cappa di sostegno e attrazione ripetibile a volontà, verso la quale e dalla quale il piano spirituale può essere attirato.

Riemerge a questo punto la necessità e l'importanza della figura del magnetizzatore, guida del gruppo e, insieme al gruppo, difensore dei medium.

L' acquisizione della capacità di captare ed identificare le energie dell'ambiente (intendendo come ambiente l'insieme, gli stati d'animo delle persone riunite e ciò che tutto questo viene a determinare nel luogo di riunione) è una delle qualità non procrastinabili, una responsabilità che la guida del gruppo deve assumersi in piena consapevolezza.

La conoscenza delle leggi che regolano i vari tipi di vibrazioni non si acquisisce con una semplice teoria, ma provando e riprovando ed abituandosi a percepire dapprima le vibrazioni più consuete e mano a mano quelle più sottili, fino ad essere in grado di identificare e conoscere l'armonia o la disarmonia delle onde vibratorie più conosciute.

Soltanto questo potrà portare alla conoscenza di forze di provenienza diversa, distinguibili per il loro interferire, o sommarsi alla stabile, costante armonia dell'insieme già formato e alla capacità di trasmettere tale conoscenza ad altri che lo chiedono e che potranno coadiuvare o essere di sostegno, se necessario, nel difficile lavoro di guida del gruppo.

Soltanto in questo modo la piattaforma cui accennavamo all'inizio, resa stabile dal sostegno di un sistema equilibrato, sarà in grado di affrontare ogni tipo di corrente o ondata.

Ecco allora che nel mare di energie che costituiscono e circondano l'atmosfera terrestre, gli spiriti affrancati dalla materia (le cui vibrazioni sottili non sono in grado di penetrare, senza l'aiuto di forze materiali organizzate a tale scopo, il campo magnetico che circonda terra e uomini) potranno orientare le loro vibrazioni verso la piattaforma, l'isola di energie di attrazione a tale scopo preposta, ed essere attirati come da un enorme magnete consapevolmente predisposto da uomini spinti dal desiderio di conoscere, animati dall' amore per i propri simili, siano essi incarnati o disincarnati.

La preparazione e formazione quindi di più gruppi di uomini determinati a intraprendere questo lavoro e costituire, in varie zone della terra, più isole energeticamente adatte a fare da polo di attrazione costante per le scie di forze spirituali di missione, porterà a costituire a sua volta una rete di piattaforme similari, unite da scopi comuni perseguiti in armonia di intenti e di modalità.

Le finalità, infatti, di mettere in atto forze vibratorie materiali costanti e uniformi potranno variare in base al contesto sociale e alle esigenze delle varie realtà umane ed ambientali in cui si esplicheranno, ma costituiranno comunque quella potenza medianica di base, attraverso e per mezzo della quale solamente, forze di terra e di cielo potranno unirsi ed essere di aiuto all'umanità.

Il campo magnetico che circonda e pervade la terra va mano a mano caricandosi e gravandosi degli avvenimenti sempre più funesti che i comportamenti di un'agguerrita minoranza di uomini provocano a ripetizione.

E' necessario che si esplichino le forze, che emergano le capacità dei cosiddetti "uomini di buona volontà" in grado di arginare e fermare questa corsa egoistica e distruttiva anche con l'aiuto del piano spirituale.

wieslster@gmail.com